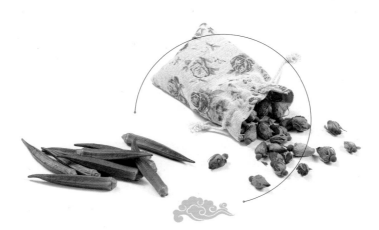

实用补养药膳

广西中医药大学第一附属医院　编

谢胜　江涛　主编

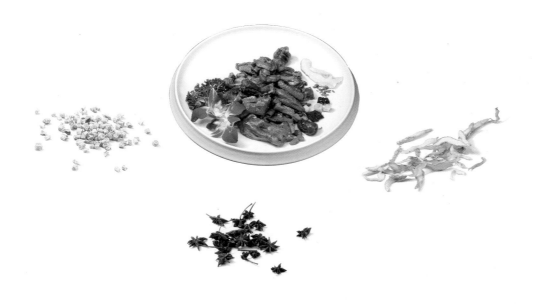

广西科学技术出版社

图书在版编目（CIP）数据

实用补养药膳 / 广西中医药大学第一附属医院编；
谢胜，江涛主编 . —南宁：广西科学技术出版社，2023.6（2023.8 重印）
ISBN 978-7-5551-1957-9

Ⅰ . ①实… Ⅱ . ①广… ②谢… ③江… Ⅲ . ①药膳 Ⅳ .
① R247.1

中国国家版本馆 CIP 数据核字（2023）第 096486 号

SHIYONG BUYANG YAOSHAN

实 用 补 养 药 膳

广西中医药大学第一附属医院　编

谢胜　江涛　主编

责任编辑：何杏华　　　　　　　　　　　责任校对：苏深灿

装帧设计：韦娇林　　　　　　　　　　　责任印制：韦文印

设计制作：吴　康

出 版 人：卢培钊

出　　　版：广西科学技术出版社

社　　　址：广西南宁市东葛路 66 号　　　　邮政编码：530023

网　　　址：http://www.gxkjs.com

印　　　刷：北京虎彩文化传播有限公司

开　　　本：787mm×1092mm　1/16

字　　　数：100 千字　　　　　　　　　　印　　张：8.75

版　　　次：2023 年 6 月第 1 版

印　　　次：2023 年 8 月第 2 次印刷

书　　　号：ISBN 978-7-5551-1957-9

定　　　价：39.80 元

《实用补养药膳》
编委会

主　　编：谢　胜　江　涛

副 主 编：黄　琛　韩景波　龙晓静

编　　委：张露艺　刘园园　梁　霜　范丽丽

　　　　　冯秋瑜　韦璐莹　许东平　黄海园

　　　　　文秀玉　赵　琦　林燕华　覃梦结

　　　　　艾丰华　刘　爽

药膳制作：黄海园　唐宏标　兰　高

摄　　影：梁芝华

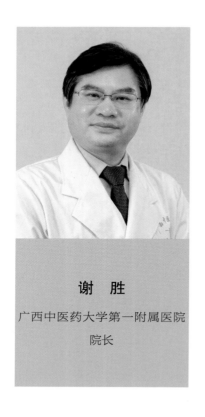

谢 胜

广西中医药大学第一附属医院
院长

谢胜，主任医师，博士生导师，博士后合作导师，第六届"中国医师奖"获得者，第五届"人民名医·卓越建树奖"获得者，第七批全国老中医药专家学术经验继承工作指导老师、广西岐黄学者、广西名中医。现任广西中医药大学第一附属医院院长，中医治未病中心学科带头人、国家中医药传承创新中心负责人、国家中医药临床研究基地负责人、国家中医药管理局高水平中医药重点学科中医养生学建设项目负责人、国家中医药管理局脾胃病重点专科带头人、广西中医药治未病研究中心主任、广西中医脾胃病研究所所长、广西中医药大学养生学专业带头人，兼任中国民族医药学会脾胃病分会会长、中华中医药学会治未病分会、脾胃病分会副主任委员等职。擅长经方、膏方及中医外治法的应用，在治未病养生保健、脾胃病、急危重症中西协同救治及慢性病药膳食疗等方面有独到经验。带领团队创立"'四象脾土和五脏'治未病模式"，科研成果"'四象脾土和五脏'治未病模式的构建与应用"获2021年度广西科学技术进步奖一等奖。

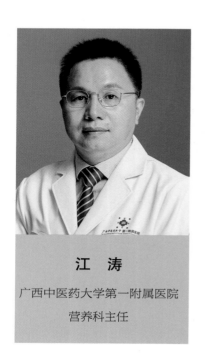

江 涛

广西中医药大学第一附属医院
营养科主任

江涛，主任医师，广西科学传播专家团专家。现任广西中医药大学第一附属医院营养科主任，广西临床营养质量控制中心副主任，广西医师协会营养医师专委会副主任委员，广西优生优育协会营养促进健康生育分会副会长，广西营养学会社区营养与健康管理专委会副主任委员，广西食品安全地方标准评审委员会委员，广西医学会肠外肠内营养分会常务委员，中华中医药学会药膳分会委员，中国医师协会营养医师专业委员会委员，中国中西医结合学会营养学专业委员会委员，中国营养学会医用食品与营养支持分会委员。从事中医药膳食疗与临床营养治疗工作二十余年，擅长危重症患者的肠内肠外营养治疗、慢性病营养治疗与药膳食疗、各类人群营养指导与体重管理。是广西中医药大学中医养生专业"中医药膳食养学"和"临床营养学"课程负责人，主编《实用中医药膳食谱》获2022年广西十佳科普读物大赛三等奖。

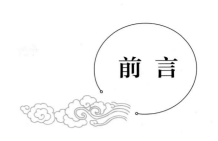

前　言

　　中国医学历来重视饮食在养生保健和疾病防治中的重要作用，药膳历史悠久、源远流长，是中国医学与烹饪学的有机结合，是中华养生文化中的瑰宝。"药膳"一词，最早见于《后汉书·列女传》："母侧隐自然，亲调药膳，思情笃密……"早在2000多年前，《黄帝内经·素问·脏气法时论》中就提出要"五谷为养，五果为助，五畜为益，五菜为充，气味合而服之，以补精益气"，奠定了食疗理论基础。《金匮要略》所载诸药膳名方如当归生姜羊肉汤等，更是兼具美味与功效的代表。随着社会发展，药膳已经成为一个特定术语，它是在中医药及民族医药理论指导下，将部分天然药物与食物进行合理配伍，采用传统或现代烹调或加工技术制作而成的兼具色、香、味、形、效的食品。数千年来，药膳不仅能果腹充饥，满足人们对美食的追求，还具有增强体质、调节功能、滋补养生、促进康复等功效，为中华民族的繁衍昌盛做出了贡献。

　　近年来，随着人们生活水平的提高，滋补养生越来越为人们所关注，合理的药膳食疗在人们的日常保健中发挥了重要作用，"食养是良医"得到了广大专业人员和普通群众的高度认可。在信息交流高度发达的今天，人们对科学的药膳食疗理论知识和实践技能都有了更高的要求，需要药膳食疗工作者及爱好者传承精华、守正创新。2022年，在广西壮族自治区中医药管理局的支持和指导下，广西中医药大学第一附属医院依托院内强大的中医药、壮瑶医药、营养学及烹饪学专家团队，整理、开发了一批美味与功用兼备的药膳，结集出版了《实用中医药膳食谱》。该书出版后，得到了广大读者的高度认可，并荣获2022年广西十佳科普读物大赛三等奖。如今，我们围绕合理进补再次挖掘整理，又研发了一批配伍合理、制作方便、功用明确、美味可口的药膳，结集出版《实用补养药膳》一书。

本书参考了大量中医古籍中的经典方剂及医书中的"食疗""食治"相关内容，结合中医药理论、烹调技术和现代营养学，在其理论和制作上进行了探讨和改进，力求让这些药膳食疗养生资料更加系统化、理论化和科学化。书中所列举的60道补养药膳，均经中医药专家、壮瑶医药专家及营养专家审核配伍组方，由广西烹饪大师和注册营养师协同制作烹制成融色、香、味、形、效于一体的精致美食，家宴、商宴两相宜。每道药膳详细介绍原料、制作、功效、方解、适用疾病或人群，所展示的药膳成品都经过多次试制，直至食材与药材完美结合，达到口感稳定、功用明确、造型精美后，再总结出详细制作方法，配以专业摄影师拍摄的实物照片，达到易于实践操作、方便实际应用的目的。由于篇幅所限，对部分药膳中用到的仅作为点缀之用的枸杞、红枣等药食同源物质，在方解中不做性味、药效等阐释。药膳虽具有一定功效，但各人体质不同，故宜在医师或营养师指导下使用，不能代替药物治疗。

本书理论结合实践，突出实操、实用、美观、美味等特点，既有发掘传承又有创新，图文并茂，通俗易懂，希望能为大众健康养生提供参考，成为广大老百姓养生的好帮手。

囿于水平、经验等，疏漏之处在所难免，恳请有识之士不吝指教。药膳是中华民族的瑰宝，愿大家都能合理使用药膳，获百年康健！

编者

2023 年 5 月

目录

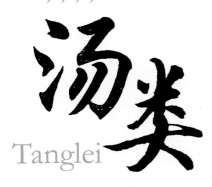

汤类
Tanglei

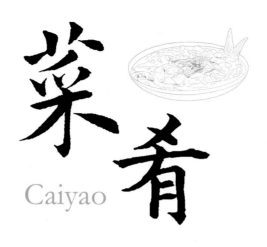

菜肴
Caiyao

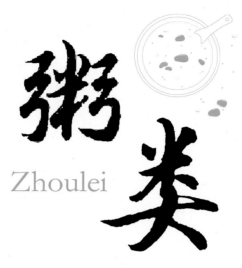

粥类
Zhoulei

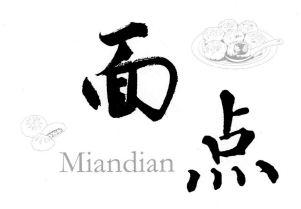

面点
Miandian

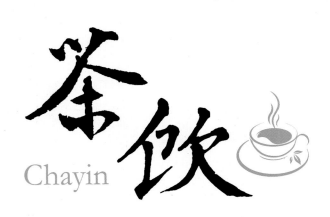

茶饮
Chayin

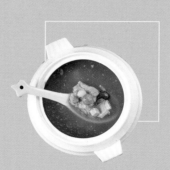

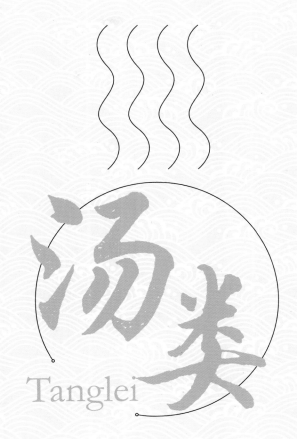

汤类

Tanglei

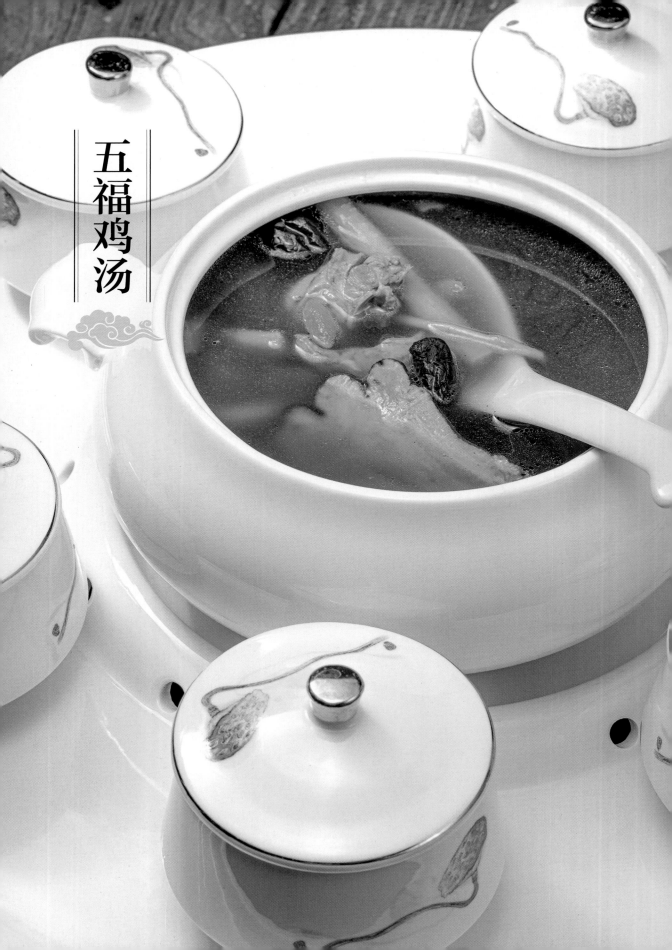

五福鸡汤

原料	黄雌鸡半只，党参 15 克，熟地黄 10 克，当归 5 克，白术 10 克，炙甘草 3 克，姜、花雕酒、盐适量。
制作	土鸡洗净砍块，入冷水煮沸焯去血水。将上述药材用煲汤袋装好，用清水浸泡 20 分钟后，同鸡块一起放入砂煲，注入清水，加入姜片、花雕酒，大火煮沸后，改小火慢炖 2 小时，下盐调味即可。
功效	益气健脾，补血活血。
方解	此方源自《景岳全书》中的经方五福饮。方中党参能补气健脾益肺；熟地黄质润，长于补阴益精养血；当归具有补血活血调经之功，为补血圣药；白术健脾燥湿利水，能助补气生血；炙甘草补中调和药性。食材黄雌鸡肉能温中益气、补精填髓，《饮膳正要》中曰："黄雌鸡，味酸，平，无毒。主伤中，消渴，小便数、不禁，肠澼，泄痢，补五脏。"上述药材与黄雌鸡一起炖煮，益气补精作用更优，更能发挥益气健脾、补血活血的功效。
适用	气虚质、血虚质、阴虚质等人群，或气血亏虚、脾胃虚弱、易倦怠乏力、头晕眼花、月经不调、月经量少等人群的调养，以及亚健康人群的日常养护。

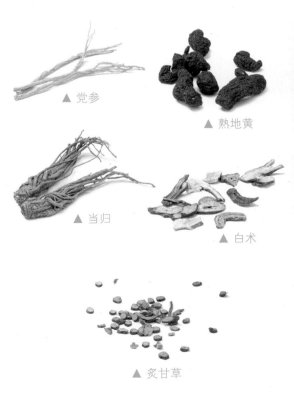

▲ 党参

▲ 熟地黄

▲ 当归

▲ 白术

▲ 炙甘草

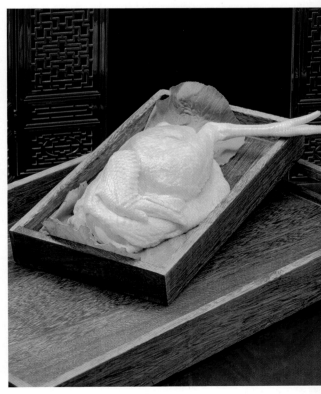

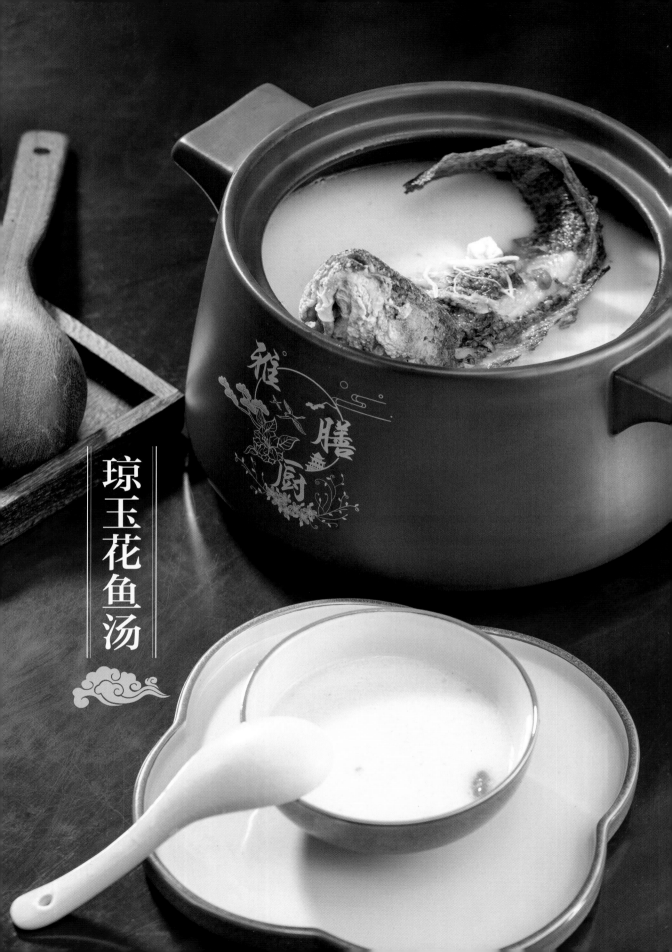

琼玉花鱼汤

原料　花鱼1条约500克，熟地黄15克，鲜人参15克，茯苓30克，姜、花雕酒、盐适量。

制作　将上述药材水煎30分钟，取汁待用。将花鱼洗净，入油锅煎数分钟后注入药汁及适量清水，加入姜片、花雕酒，大火煮沸后，改小火煮20分钟，下盐调味即可。

功效　滋阴填精，益气健脾。

方解　此方以常用的补养类方剂《洪氏集验方》中的琼玉膏为基础，方中改用熟地黄以补血滋阴，益精填髓，古人谓其能"大补五脏真阴"；人参大补元气，能补益脾肺肾之气；茯苓健脾渗湿，能起到滋而不腻、补而不滞的作用。食材花鱼性平味甘，能补肺肾，益精血，与益气补血养阴之品结合，滋阴填精、益气健脾之力更甚。

适用　阴虚质、气虚质人群，或肾精亏虚、肺气不足、脾胃虚弱、气血亏虚、肺肾亏虚、脾肾两虚等人群的调养，以及亚健康人群的日常养护。

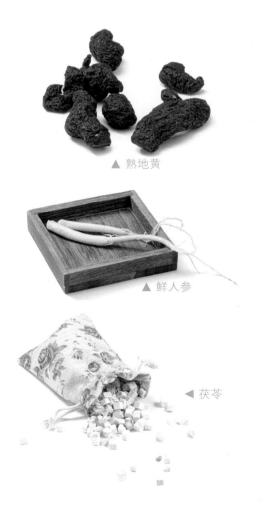

▲ 熟地黄

▲ 鲜人参

◀ 茯苓

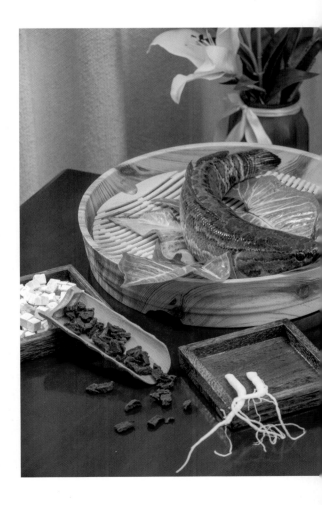

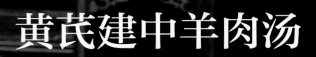

黄芪建中羊肉汤

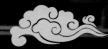

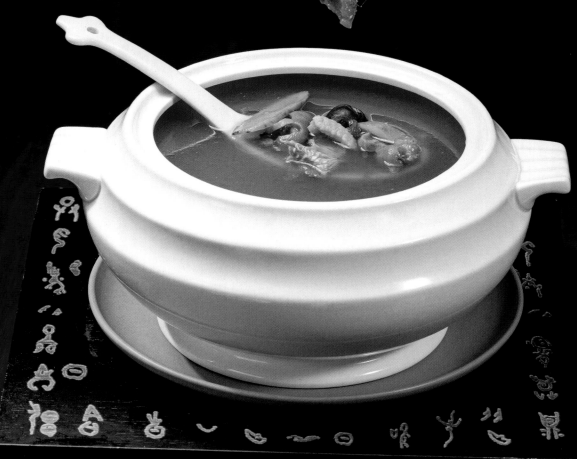

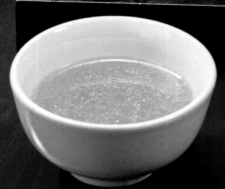

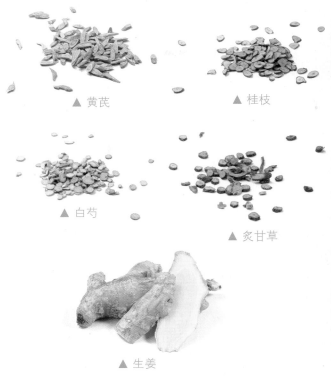

▲ 黄芪　　▲ 桂枝

▲ 白芍

▲ 炙甘草

▲ 生姜

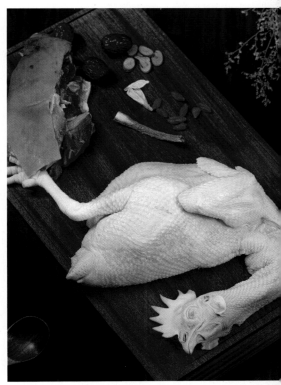

原料　去骨羊腿肉 500 克，老母鸡半只，黄芪 20 克，桂枝 10 克，白芍 20 克，炙甘草 5 克，生姜 100 克，花雕酒、盐适量。

制作　羊腿肉、老母鸡洗净砍块，分别入冷水煮沸焯去血水。将黄芪、桂枝、白芍、炙甘草用煲汤袋装好，清水浸泡 20 分钟后连同羊肉、鸡肉一起放入砂煲，注入清水，加入姜片、花雕酒，大火煮沸后，小火慢炖 2～3 小时，下盐调味即可。

功效　益气温中补虚。

方解　此方从经方黄芪建中汤化裁而来，《伤寒杂病论》提到"虚劳里急，诸不足者，黄芪建中汤主之"。方中黄芪入脾经，为补益脾肺要药，能补中益气升阳；桂枝辛温，能温阳散寒；白芍酸甘，能养阴柔肝，缓急止痛；生姜温中散寒；炙甘草补中调和药性。食材羊肉性热味甘，《饮膳正要》谓其"主暖中，头风、大风，汗出，虚劳，寒冷，补中益气"，与上述药材一起熬制，其温中补虚之力能使全方更好地发挥益气温中补虚的功效。

适用　气虚质、阳虚质、血虚质、特禀质等人群，或气血亏虚、脾胃虚寒、中气不足、虚劳等人群的调养，以及亚健康人群的日常养护。

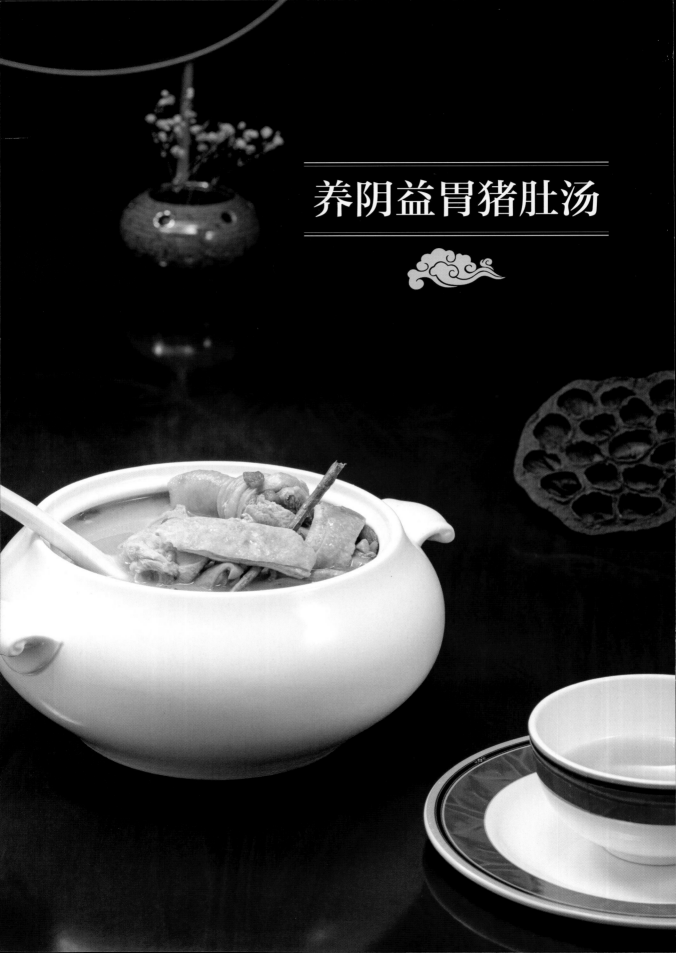

养阴益胃猪肚汤

原料　猪肚 1 个，老母鸡半只，麦冬 20 克，北沙参 20 克，玉竹 20 克，石斛 15 克，姜、花雕酒、盐适量。

制作　老母鸡洗净砍块，入冷水煮沸焯去血水。将上述药材用煲汤袋装好，用清水浸泡 20 分钟后连同鸡肉一起放入砂煲，注入清水，加入姜片、花雕酒，大火煮沸后，改小火炖 1 小时。猪肚去除边油洗净，整个煮至软烂，捞出切块，热锅下油，放入猪肚煸炒 3 分钟，加入鸡汤，大火烧 10 分钟，待汤色成奶白色，下盐调味即可。

功效　滋阴养胃，生津润燥。

方解　此方由《温病条辨》的益胃汤演化而来。方中北沙参、麦冬、玉竹入肺胃经，既能补肺阴润燥，又能养胃阴生津，三者常合用于热伤胃阴、燥伤肺阴、内热消渴等；石斛性微寒味甘，长于滋养胃阴，清热生津，不仅能助上述三味药材滋胃阴，还能清胃热，使全方甘凉清润。食材猪肚能补虚损，健脾胃，《日用本草》曰其能"补脾胃，益气力，止消渴，治泄痢，杀疳虫"。上述药材与猪肚一起炖汤，可增强健脾养胃之力，同时药味的甘甜与猪肚融合，汤味更是鲜美。

适用　阴虚质、气虚质等人群，或阴虚津亏、口干多饮、阴虚火旺、干咳燥咳、胃阴不足、脾胃虚弱等人群的调养，以及秋季亚健康人群的日常养护。

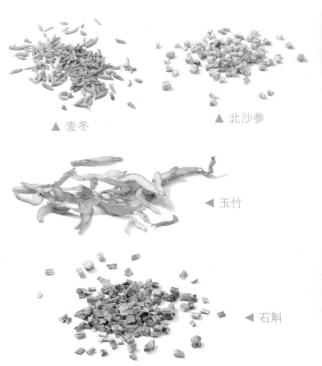

▲ 麦冬　　　▲ 北沙参

◀ 玉竹

◀ 石斛

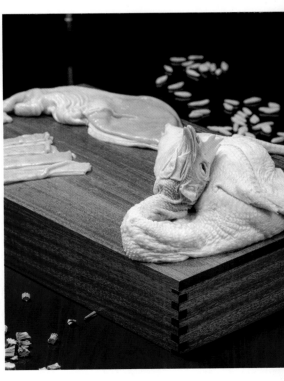

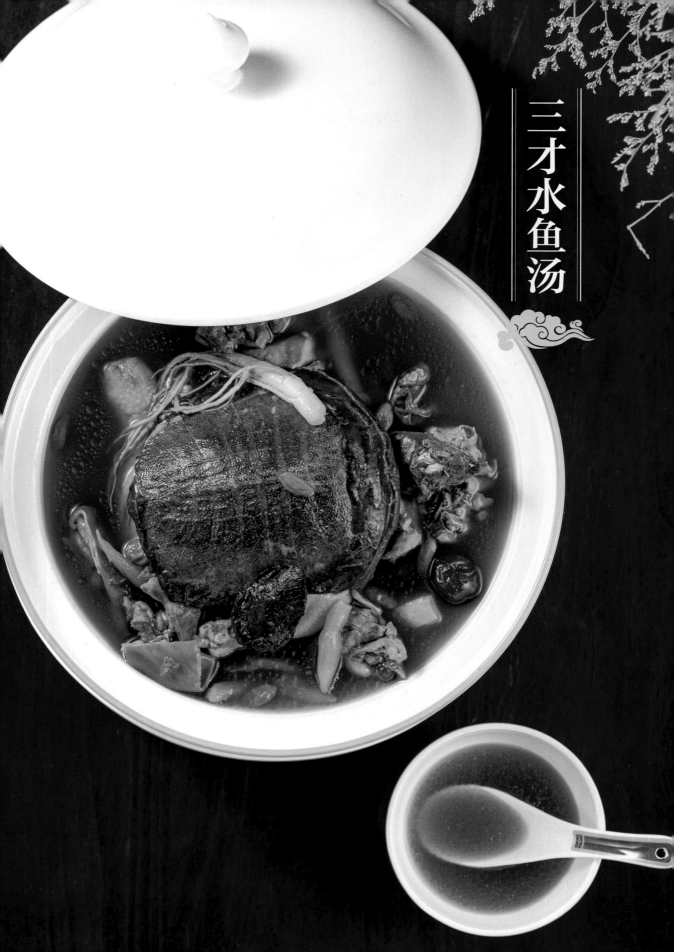

三才水鱼汤

原料 水鱼1只，老母鸡250克，天冬15克，熟地黄20克，鲜人参15克，姜、花雕酒、盐适量。

制作 水鱼宰杀，去内脏脂肪，洗净砍块待用；老母鸡砍块，一同放入冷水煮沸焯去血水。将上述药材用清水浸泡20分钟后，与水鱼、鸡块一起放入砂煲，注入清水，加入姜片、花雕酒，大火煮沸后，改小火慢炖90分钟，下盐调味即可。

功效 益气补血，滋阴生津。

方解 此方源于《温病条辨》中的经方三才汤。方中天冬甘润，以滋阴润肺生水；熟地黄以补肾滋阴生血；人参大补元气，补脾益肺。以药有天、地、人之名，而补亦有上、中、下之分，功能益气补血，滋阴生津。食材水鱼又称鳖，性平味甘，滋阴补肾，退虚热，《日用本草》曰其能"补劳伤，壮阳气，大补阴之不足"。血肉有情之品水鱼与上述药材结合，能助天冬之甘润、熟地黄之生血、人参之补益，使全方益气补血、滋阴生津之功更胜。

适用 阴虚质、血虚质、气虚质等人群，或阴虚火旺、阴虚燥热、气阴两虚等人群的调养，以及亚健康人群的日常养护。

注意 对水鱼过敏者慎用。

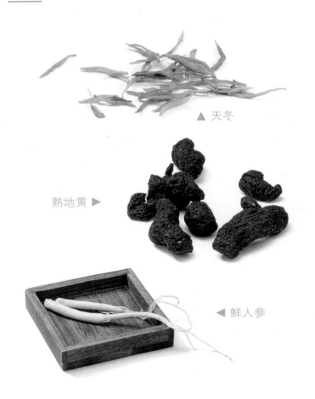

▲ 天冬

熟地黄 ▶

◀ 鲜人参

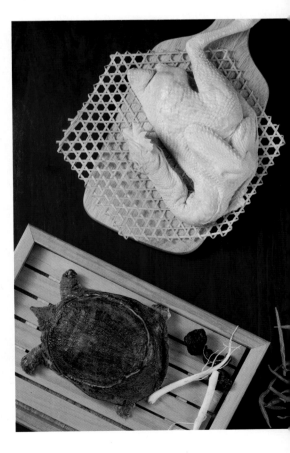

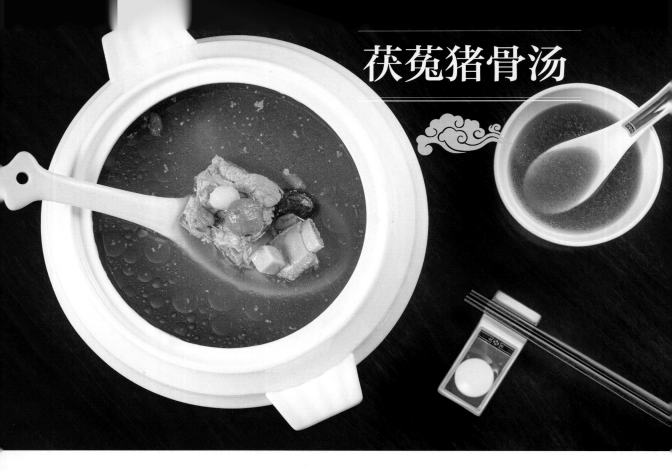

茯菟猪骨汤

原料 猪骨 500 克，茯苓 20 克，菟丝子 15 克，莲子 20 克，龙眼肉 10 克，姜、花雕酒、盐适量。

制作 猪骨洗净砍块，入冷水煮沸焯去血水。将上述药材（菟丝子用布袋装好）用清水浸泡 20 分钟后，与猪骨一起放入砂煲，注入清水，加入姜片、花雕酒，大火煮沸后，改小火慢炖 1 小时，下盐调味即可。

功效 补肾固涩，养心安神。

方解 此方由《太平惠民和剂局方》中的茯菟丸改良而来。方中茯苓长于健脾祛湿安神；菟丝子为平补阴阳之品，能补肾阳、益精血、固精缩尿；莲子不仅能补脾肾，涩精止遗，还能养心安神；龙眼肉长于补益心脾，养心安神，四者的配伍具有补中兼收的特点。食材猪骨不仅能补虚止渴，还能填精补髓，与上述药材一同熬制，有助于滋养肾精，使全方更好地发挥补肾固涩、养心安神的功效。

适用 阳虚质、血虚质、阴虚质等人群，或不寐、心肾不交、肝肾两虚、肾虚腰痛、遗尿遗精等人群的调养，以及亚健康人群的日常养护。

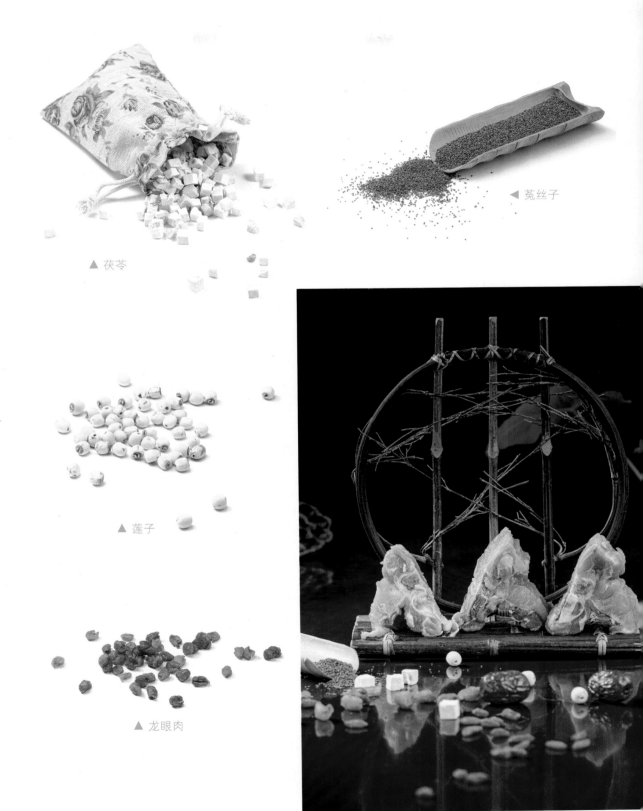

▲ 茯苓

◀ 菟丝子

▲ 莲子

▲ 龙眼肉

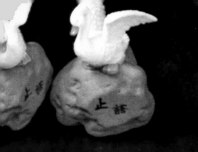

二至羊血汤

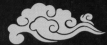

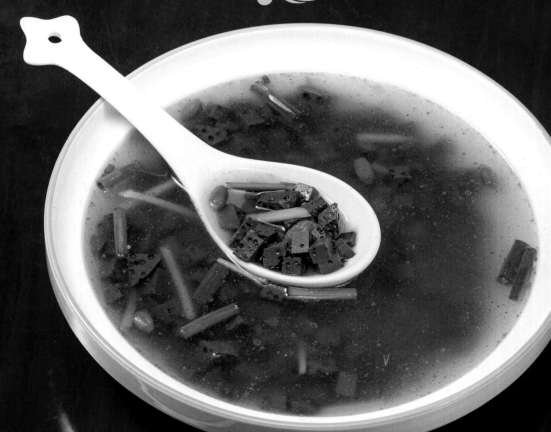

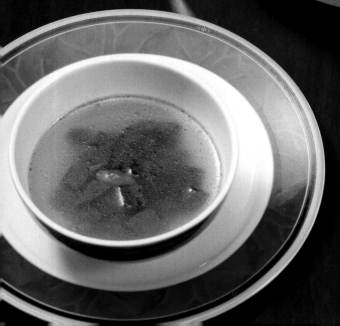

原料 鲜羊血 500 克，女贞子 10 克，旱莲草 10 克，碎猪肉 100 克，姜、葱、花雕酒、淀粉、胡椒粉、蚝油、盐适量。

制作 女贞子、旱莲草用冷水浸泡后，水煎 30 分钟取汁待用。碎猪肉加入花雕酒、淀粉、胡椒粉、蚝油、盐搅拌腌制。锅内加水，放入切成丁的羊血、姜丝、花雕酒及药汁，小火烧开至羊血熟透，倒入碎肉打散，再煮 10 分钟，撒葱段，下胡椒粉、盐调味即可。

功效 滋补肝肾，养血明目。

方解 此方出自《医方新解》中的经方二至丸。方中女贞子补肾滋阴、养肝明目乌发，善滋补肝肾，兼清虚热，补中有清；旱莲草善补益肝肾之阴，还能凉血止血，二者结合，补养肝肾而不滋腻，为平补肝肾之经典方。食材羊血性平味咸，能补血、止血、散瘀，主治女人血虚、月经不调、崩漏等。正如《神农本草经疏》中所言"女人以血为主，血热则生风，血虚则闷绝。羊血咸平，能补血、凉血，故主女人血虚中风，及产后血闷欲绝也"，与二至丸结合，更能突出全方滋阴养血之功效。

适用 血虚质、阴虚质人群，或肝肾阴虚、肝血不足所致的眩晕耳鸣、腰膝酸软、须发早白、双眼干涩等人群，或月经不调、产后血虚等人群的调养。

注意 请在医生指导下服用。

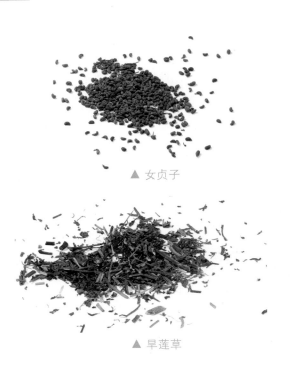

▲ 女贞子

▲ 旱莲草

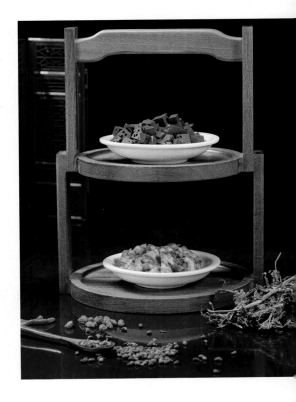

二至羊血汤　　**15**

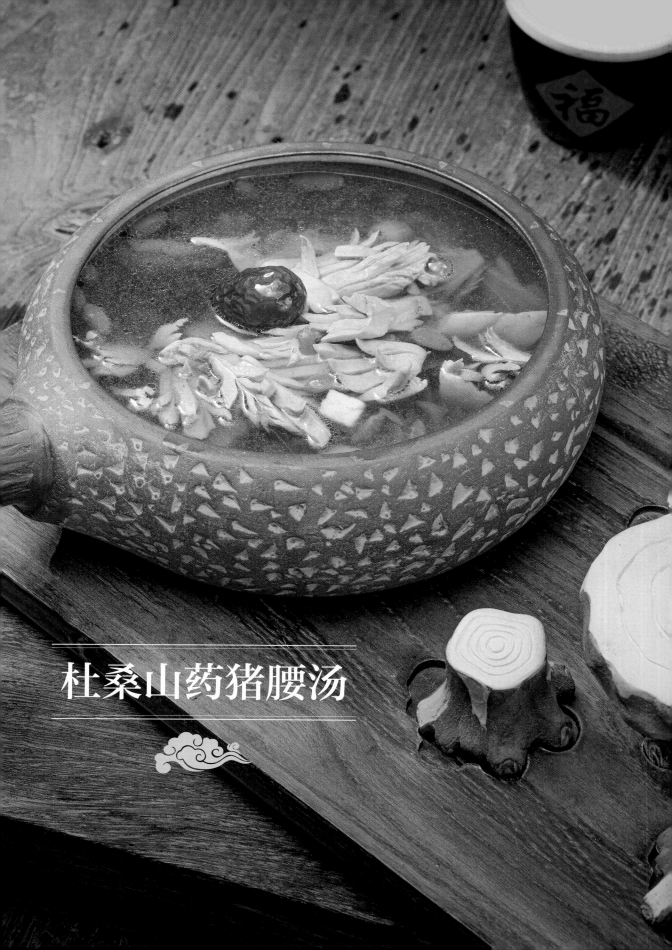

杜桑山药猪腰汤

原料 猪腰 500 克，猪骨 250 克，盐杜仲 10 克，桑寄生 10 克，干山药 100 克，姜、花雕酒、盐适量。

制作 猪腰洗净切去筋膜后切成腰花片；猪骨洗净砍块，入冷水煮沸焯去血水。将盐杜仲、桑寄生用煲汤袋装好，用清水浸泡 20 分钟后，同腰花、猪骨、干山药一起放入砂煲，注入清水，加入姜片、花雕酒，大火煮沸后撇去上层浮沫，改小火慢炖 1.5 ～ 2 小时，下盐调味即可。

功效 补肝肾，强筋骨。

方解 方中盐杜仲甘温入肾，补肝肾，强筋骨；桑寄生性平味苦、甘，既能祛风湿，又能补肝肾；治痹症日久、肾虚腰痛，常盐杜仲、桑寄生二者合用；山药性平味甘，入肺、脾，能健脾补肺益肾，《日华子》称其能"助五脏，强筋骨，长志安神，主泄精健忘"。食材猪腰性平味咸，归肾经，能"补水脏，暖腰膝，补膀胱，治耳聋"；猪骨能填精补髓。上述药材与补肾良品猪腰、猪骨一起炖煮，补肾壮腰之力更佳。

适用 阳虚质人群，或肾虚腰痛、腰膝酸软、风寒湿痹、肝肾亏虚等人群的调养，以及亚健康人群的日常养护。

注意 请在医生指导下服用。

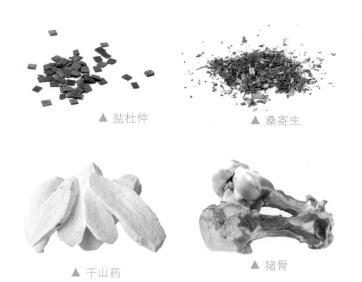

▲ 盐杜仲　　　　▲ 桑寄生

▲ 干山药　　　　▲ 猪骨

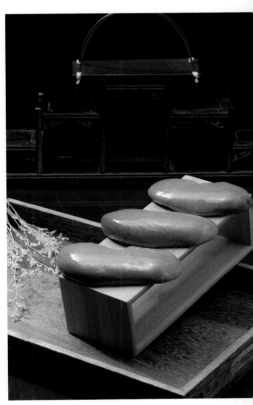

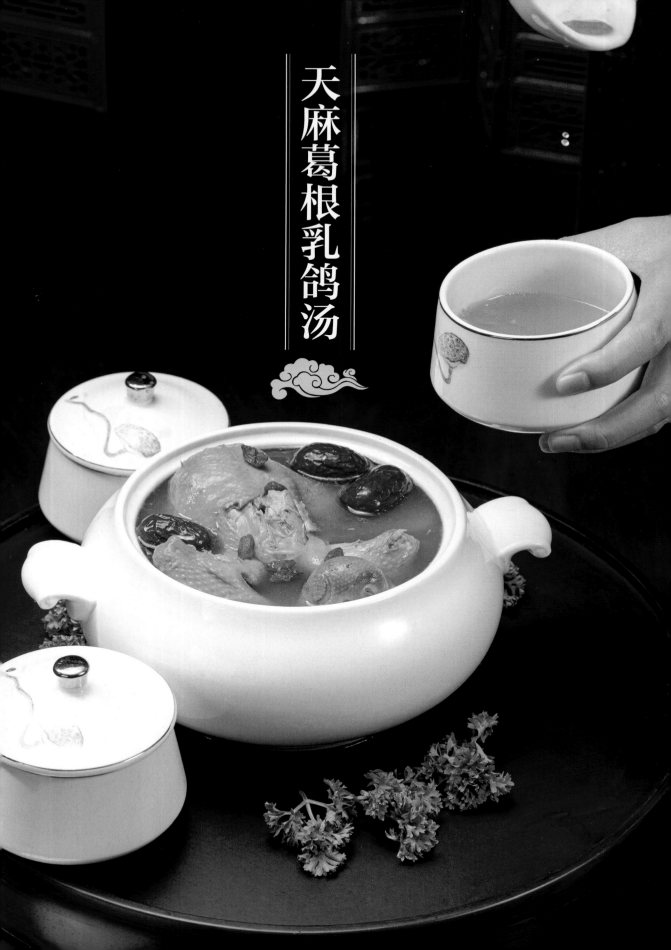

天麻葛根乳鸽汤

原料	乳鸽 2 只，天麻 20 克，鲜粉葛 200 克，白芷 10 克，姜、花雕酒、盐适量。
制作	乳鸽杀好洗净，入冷水煮沸焯去血水。将上述药材用清水浸泡 20 分钟后，同乳鸽一起放入砂煲，注入清水，加入姜片、花雕酒，大火煮沸后，改小火慢炖 2 小时，下盐调味即可。
功效	祛风通络，平肝息风。
方解	方中天麻入肝经，善息风止痉，祛风通络，为止眩晕之良药；葛根性轻扬升散，能升阳通络；白芷性温发散，长于祛风散寒止痉。食材乳鸽性平味咸，能益气解毒，祛风和血通络，《本草再新》曰其能"治肝风肝火，滋肾益阴"。上述药材与能补益祛风的乳鸽配伍，可共奏祛风通络、平肝息风之功。
适用	眩晕、头痛、肩背酸痛、健忘疲劳等人群的调养，以及亚健康人群的日常养护。

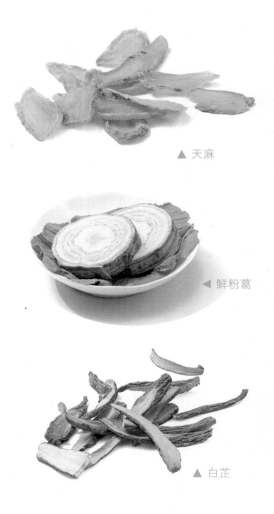

▲ 天麻

◀ 鲜粉葛

▲ 白芷

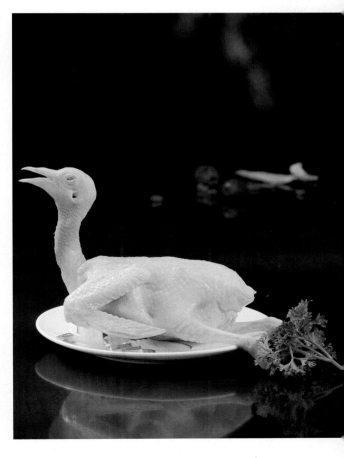

天麻葛根乳鸽汤　**19**

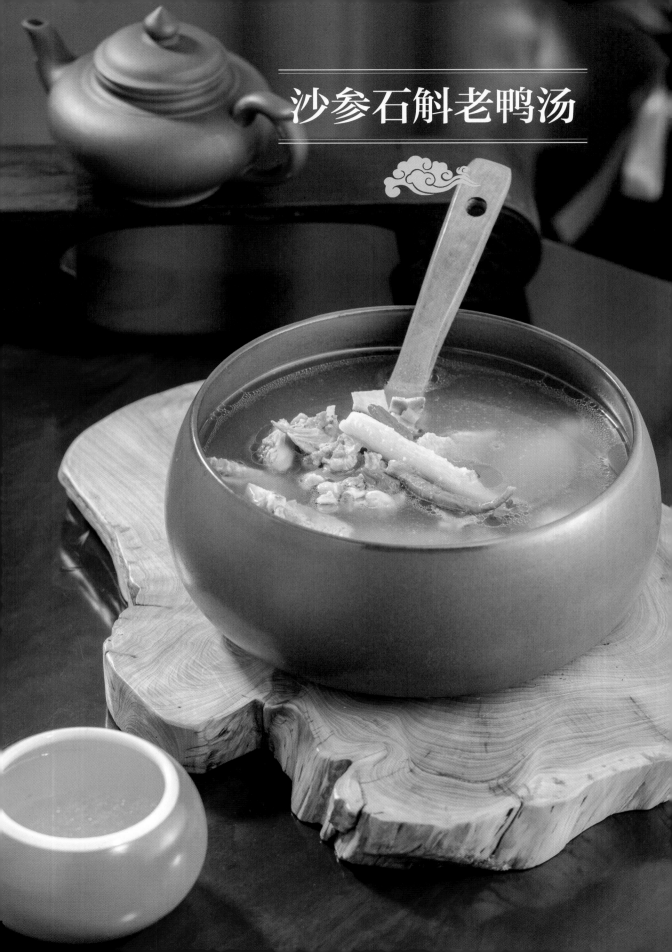

沙参石斛老鸭汤

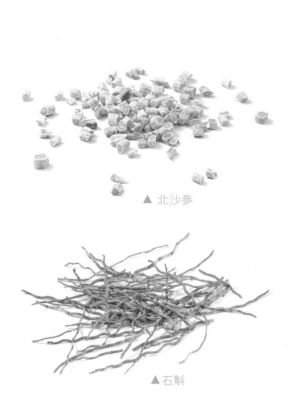

▲ 北沙参

▲ 石斛

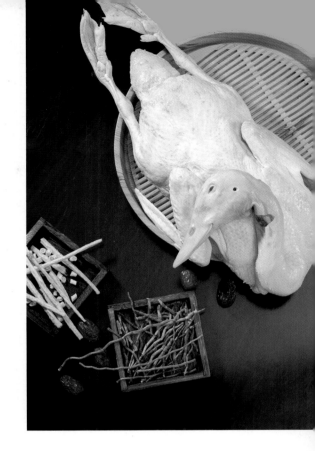

原料	老鸭 500 克，北沙参 20 克，石斛 20 克，姜、花雕酒、盐适量。
制作	老鸭砍块，入冷水煮沸焯去血水。将北沙参、石斛用清水浸泡 20 分钟后，与老鸭一起放入汤锅，注入清水，加入姜片、花雕酒，大火煮沸后，改小火慢炖 1 小时，下盐调味即可。
功效	滋阴润燥，清热生津。
方解	方中北沙参性微寒味甘，归肺、胃经，不仅能清肺热补肺阴，还能养胃阴生津，《滇南本草》谓其能"补肺气及六腑之阴气"；石斛性微寒味甘，归胃、肾经，长于益胃生津，滋阴清热，《神农本草经》载其能"除痹，下气，补五脏虚劳羸瘦，强阴。久服厚肠胃，或轻身延年"。食材鸭肉性平味甘，归肺、脾、肾经，《本草汇》谓其能"滋阴除蒸，化虚痰，止咳嗽"，与北沙参、石斛等滋阴药材一起炖汤，补虚养阴功效更佳。
适用	阴虚质、气虚质人群，或热病伤阴、阴虚久咳、气阴两虚、虚火上炎、口干多饮、阴虚火旺、胃阴虚有热等人群的调养，或秋季亚健康人群的日常养护。

沙参石斛老鸭汤　　**21**

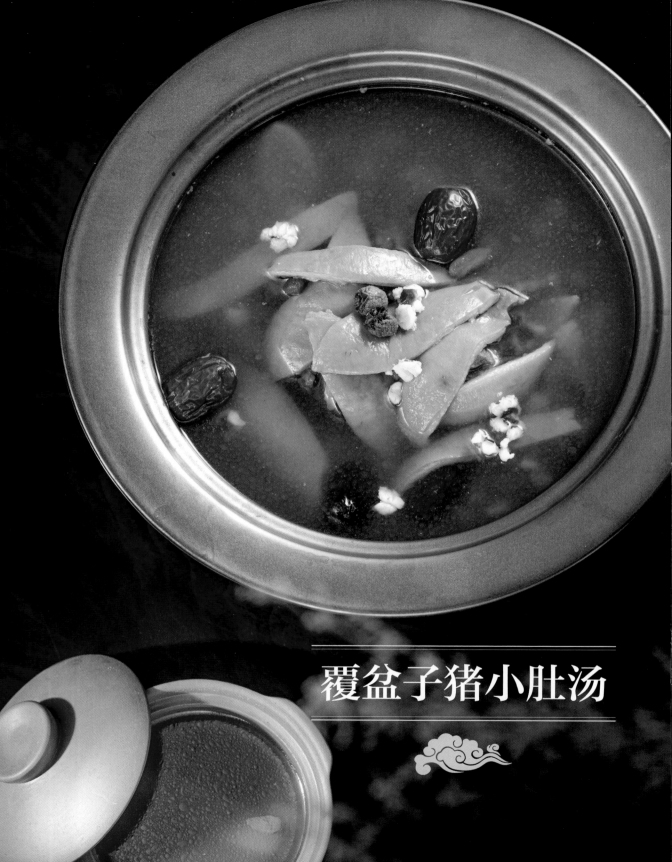

覆盆子猪小肚汤

原料	猪小肚 6 个，排骨 250 克，覆盆子 10 克，芡实 100 克，姜、花雕酒、盐适量。
制作	猪小肚改刀切块后，与排骨一起入冷水煮沸焯去血水。覆盆子用煲汤袋装好，与芡实、猪小肚、排骨一起炖煮约 2 小时后，下盐调味即可。
功效	补肾健脾，固精缩尿。
方解	方中覆盆子性温味甘、酸，入肝肾，既能固精缩尿，又能补益肝肾；芡实不仅善益肾固精，还能健脾祛湿止泻。食材猪小肚又称猪膀胱，入肾经，善补肾缩尿，与覆盆子、芡实配伍，补肾健脾、固精缩尿之功更胜。
适用	肾虚不固引起的腰膝酸软、遗尿、尿频、遗精，脾肾两虚之泄泻、带下等人群的调养。
注意	请在医生指导下服用。

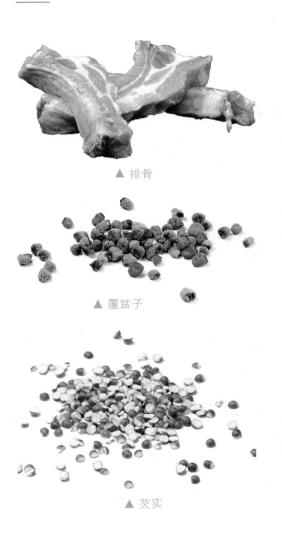

▲ 排骨

▲ 覆盆子

▲ 芡实

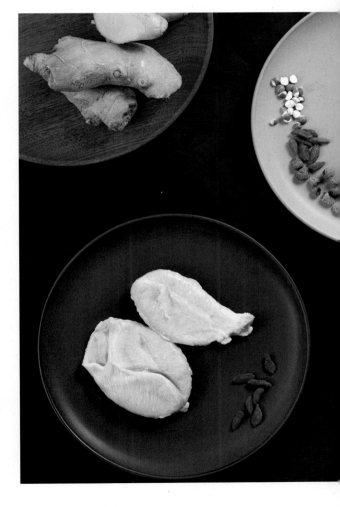

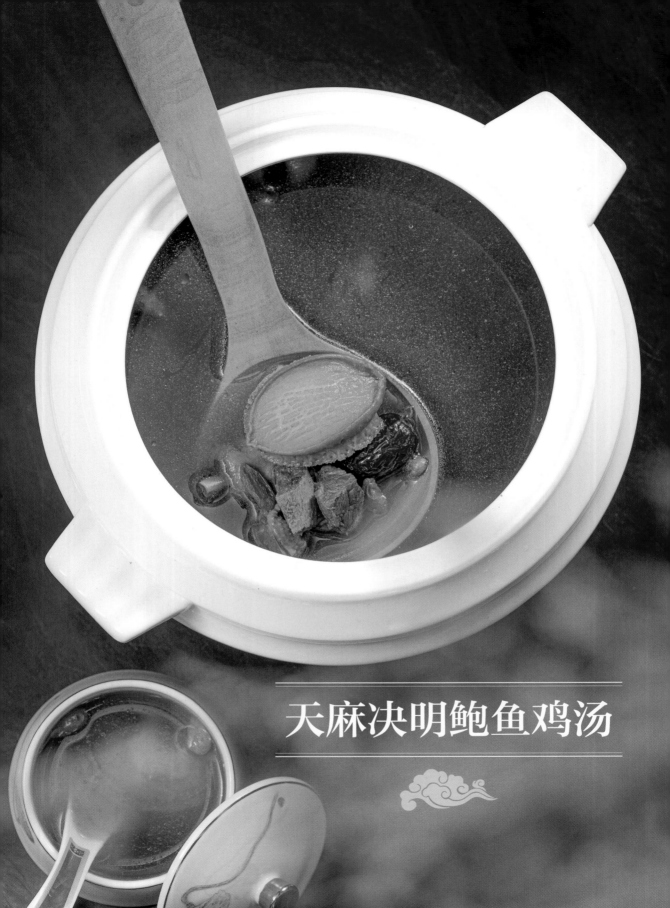

天麻决明鲍鱼鸡汤

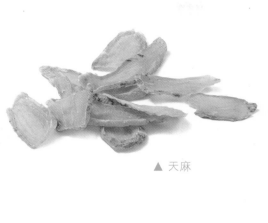

▲ 天麻

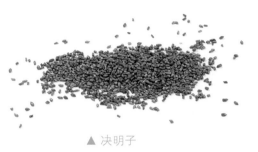

▲ 决明子

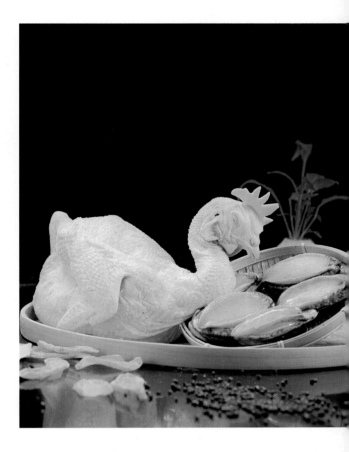

原料 鲍鱼6～8只，土鸡半只，天麻20克，决明子30克，姜、花雕酒、盐适量。

制作 土鸡洗净砍块，入冷水煮沸焯去血水。天麻、决明子同鲍鱼、鸡块一起放入砂煲，
注入清水，加入姜片、花雕酒，大火煮沸后，改小火慢炖2小时，下盐调味即可。

功效 平肝息风，清肝明目。

方解 方中天麻质润，既能平肝阳，又能息肝风，还能祛风通络；决明子入肝经，善清
泻肝火，清肝明目，还能平抑肝阳，利水通便。食材鲍鱼又称鳆鱼，性平味甘、
咸，《随息居饮食谱》中曰其能"补肝肾，益精明目，开胃养营"；鸡肉能填精
补髓，与鲍鱼一起炖煮味道鲜美。食材与诸药材结合，更能养阴固本，助滋阴潜
阳，起到平肝息风、清肝明目的功效。

适用 由肝阳上亢、肝肾阴亏、肝火上炎、肝风内动等引起头晕目眩、视物昏花、目暗
不明等人群的调养，以及亚健康人群的日常养护。

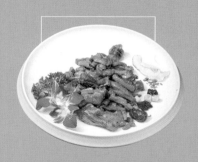

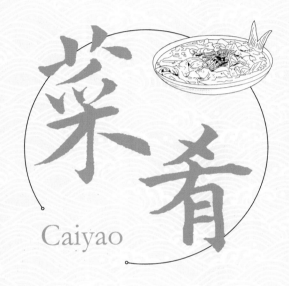

菜肴

Caiyao

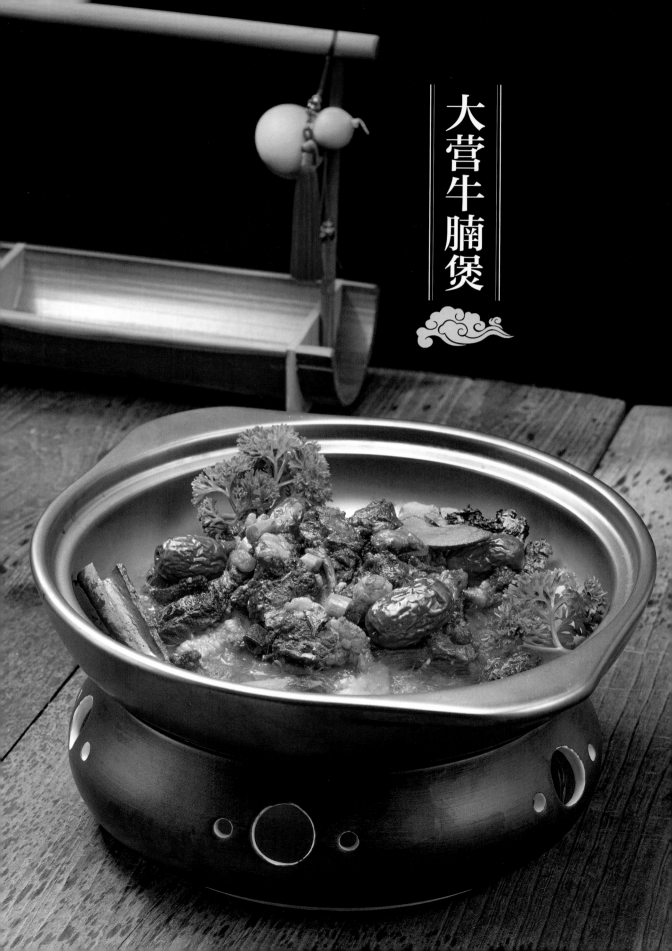

大营牛腩煲

原料　牛腩500克，当归5克，熟地黄15克，枸杞子10克，盐杜仲6克，盐牛膝20克，肉桂10克，炙甘草5克，洋葱、生抽、麻油、姜、蒜、料酒、盐等适量。

制作　牛腩洗净切块，冷水下锅煮沸，焯去血水后捞起备用；将上述药材用清水浸泡20分钟后待用。热锅下油，放入洋葱片、蒜粒、姜片煸香，加入生抽炝锅，下料酒、加水，没过牛腩2倍，再加入上述药材，大火烧开后，改小火慢炖约90分钟，至牛腩软烂，滴麻油，下盐调味即可。

功效　温经助阳，养血调经。

方解　此方由《景岳全书》中的大营煎化裁而来，常用于真阴精血亏损之证。方中当归、熟地黄、枸杞子能补肾填精养血；盐杜仲补肝壮腰，强筋骨；盐牛膝活血通经，引血下行；肉桂温经助阳、通行血脉；炙甘草补中调和药性。食材牛腩能补脾胃，益气血，强筋骨，主治脾胃虚弱、气血不足、虚劳等，能补诸虚百损。牛腩与上述药材配伍，其滋养作用有助于全方发挥温经助阳、养血调经的功效。

适用　血虚质、阳虚质等人群，或精血亏损、肝肾亏虚、月经不调、腰膝筋骨疼痛、气血两虚、手足欠温、平素畏寒等人群的调养，或亚健康人群的日常养护。

注意　请在医生指导下服用。

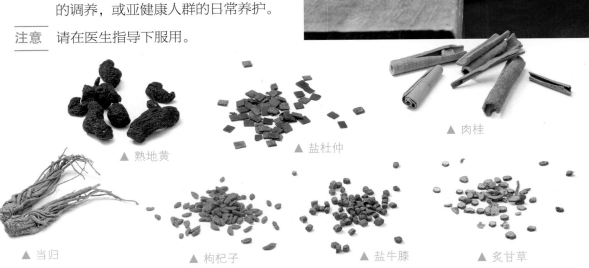

▲ 熟地黄　　▲ 盐杜仲　　▲ 肉桂

▲ 当归　　▲ 枸杞子　　▲ 盐牛膝　　▲ 炙甘草

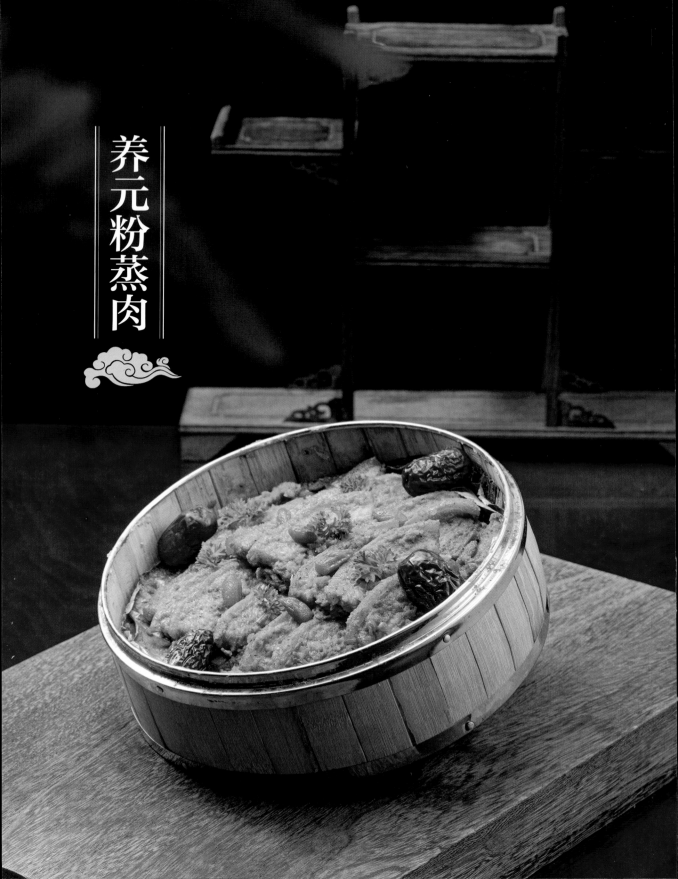

养元粉蒸肉

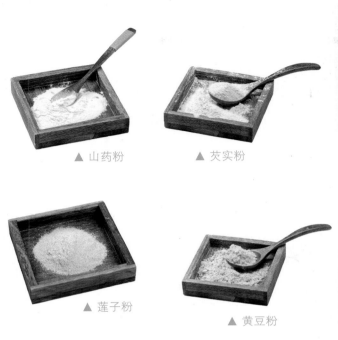

▲ 山药粉　　▲ 芡实粉

▲ 莲子粉　　▲ 黄豆粉

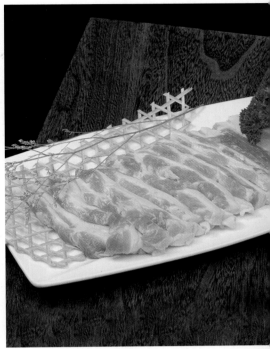

原料　五花肉 500 克，山药粉 30 克，芡实粉 20 克，莲子粉 30 克，黄豆粉 50 克，荷叶 1 张，花椒粉、十三香、生抽、豆腐乳、料酒、盐等适量。

制作　将五花肉洗净，切成 10 厘米见方、0.5 厘米厚的大小均匀的肉片，加入适量花椒粉、十三香、生抽、豆腐乳、料酒、盐等搅拌均匀，腌制 30 分钟。将山药粉、芡实粉、莲子粉和腌制好的猪肉一起搅拌均匀，最后裹上黄豆粉，码入用荷叶垫底的竹笼，水蒸 45 分钟，即可。

功用　健脾补肾，祛湿止泻。

方解　此方从《景岳全书》中的养元粉化裁而来。方中山药不仅能补脾肾之气阴，还有收涩之性，为脾肾亏虚调补佳品；芡实和莲子均性平味甘、涩，归脾、肾经，能益肾固精，补脾止泻；黄豆性平味甘，入脾经，能健脾利水消肿。食材猪肉性微寒味甘、咸，能滋阴补虚，《随息居饮食谱》中提到"獖猪肉，补肾液，充胃汁，滋肝阴，润肌肤"。山药、芡实、莲子、黄豆均属药食同源之品，与猪肉焖制，口感及功效俱佳，健脾补肾、祛湿止泻之功更胜。

适用　脾虚泄泻、脾胃虚弱、食欲不振、脾肾亏虚、肾虚腰酸、尿频、遗尿遗精、带下等人群的调养，以及亚健康人群的日常养护。

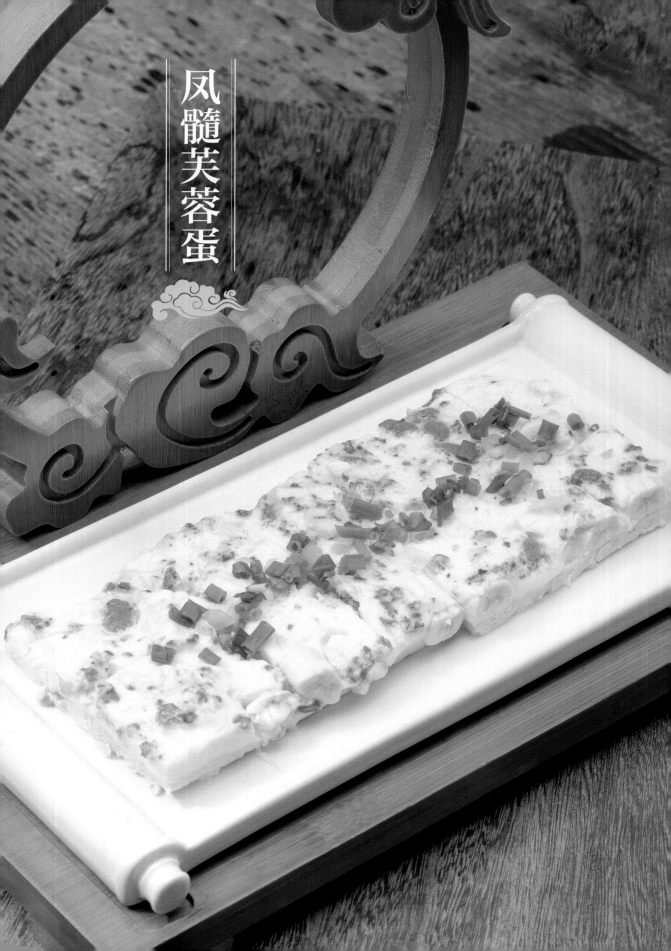

凤髓芙蓉蛋

原料　牛骨髓100克，鸡蛋8个，甜杏仁15克，核桃仁15克，姜、料酒、蜂蜜、盐等适量。

制作　鸡蛋磕入碗中，用打蛋器搅散，加等量温水（40℃），继续搅拌，把蛋液表面的气泡捞出。甜杏仁、核桃仁一起拍碎待用。牛骨髓用姜丝、料酒、蜂蜜、盐腌制10分钟，下沸水焯10秒后捞起，与甜杏仁、核桃仁一起放入蛋液，盖好，上蒸笼蒸10分钟，即可。

功用　补肾润肺，润肠通便。

方解　此方改良于《古今医统大全》中的凤髓汤。方中杏仁能润肺止咳，润肠通便；核桃仁能补肾温肺润肠。食材牛骨髓性温味甘，入肾脾经，《本草纲目》中曰其能"润肺补肾，泽肌悦面，理折伤，擦损痛"；鸡蛋能滋阴润燥养血；蜂蜜能润养三焦，尤善润肺止咳。甘润的食材与药食同源的杏仁、核桃仁搭配，滋润作用更胜，能充分发挥补肾润肺、润肠通便的功效。

适用　肺肾不足、气喘咳嗽、久咳不愈、气短、大便干结等人群的调养，以及亚健康人群的日常养护。

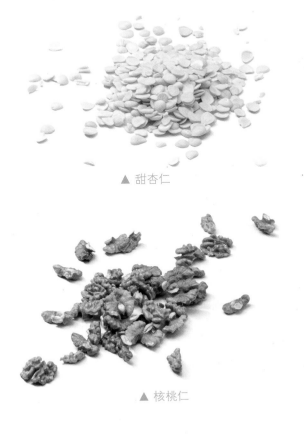

▲ 甜杏仁

▲ 核桃仁

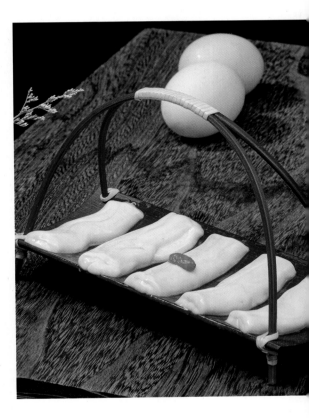

凤髓芙蓉蛋

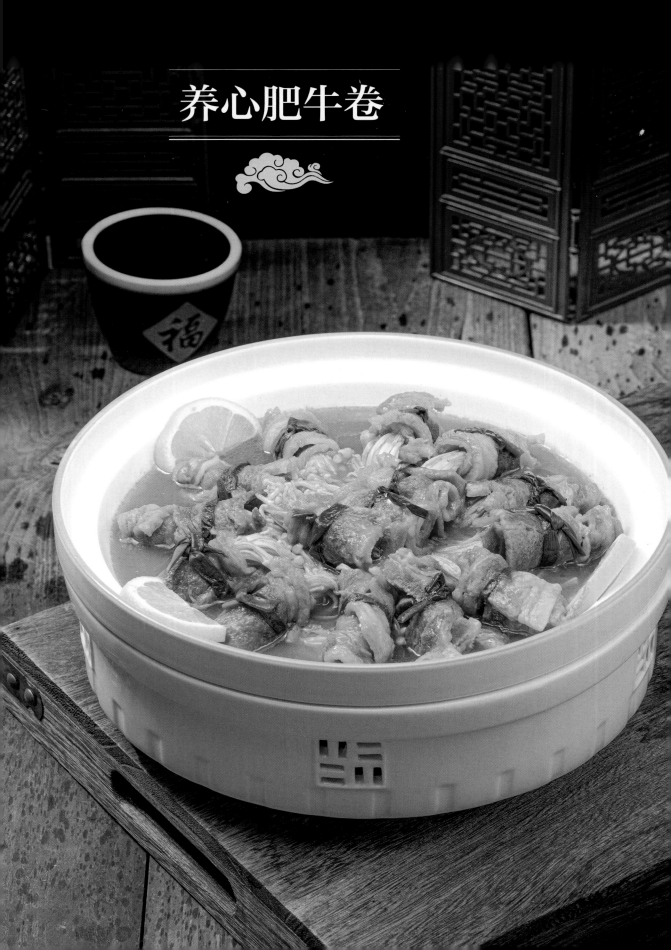

养心肥牛卷

原料	肥牛 500 克，鲜金针菇 250 克，茯苓 20 克，鲜人参 15 克，酸枣仁 10 克，柏子仁 10 克，麦冬 10 克，五味子 5 克，酸汤料、柠檬、葱、姜、蒜等适量。

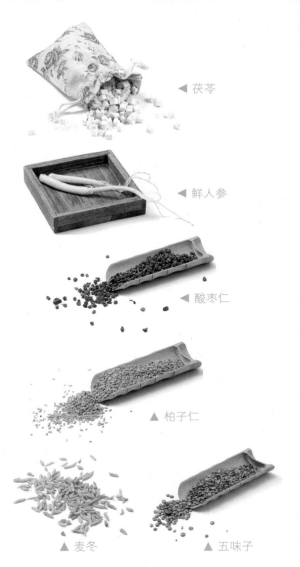

◄ 茯苓

◄ 鲜人参

◄ 酸枣仁

▲ 柏子仁

制作 将上述药材先用小火煎汁 40 分钟，去渣留汁。肥牛切长条薄片，金针菇洗净切平根部，葱条过沸水烫软待用。取一小撮金针菇用肥牛片卷成筒，以葱条捆扎待用。热锅下适量油，放入姜片、蒜粒，加酸汤料及煎好的药汁，把肥牛卷放入酸汤中煮至熟透，挤入几滴柠檬汁，即可。

功效 补气健脾，养心安神。

方解 此方由《仁斋直指方论》中的养心汤化裁而来。方中茯苓长于健脾祛湿安神；人参性温味甘，为补脾气之要药，不仅能补元气，还能养心安神；酸枣仁、柏子仁能补益心之阴血不足，养心安神；麦冬、五味子能敛肺气，滋肾阴，补肾宁心，麦冬还能清心除烦。食材牛肉性平味甘，《韩氏医通》中谓"黄牛肉补气，与绵黄芪同功"。上述药材与牛肉搭配，并采用酸汤的做法，完美地融合了五味子的酸味，开胃可口，更好地发挥补气健脾、养心安神的功效。

▲ 麦冬　　　　　▲ 五味子

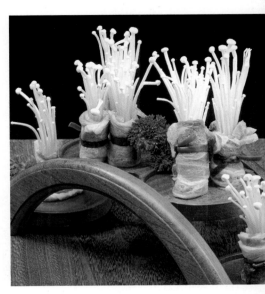

适用 血虚质、气虚质等人群，或气血亏虚、思虑过多、心虚惊悸、不寐等人群的调养，以及亚健康人群的日常养护。

注意 请在医生指导下服用。

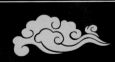

玄参烩猪肝

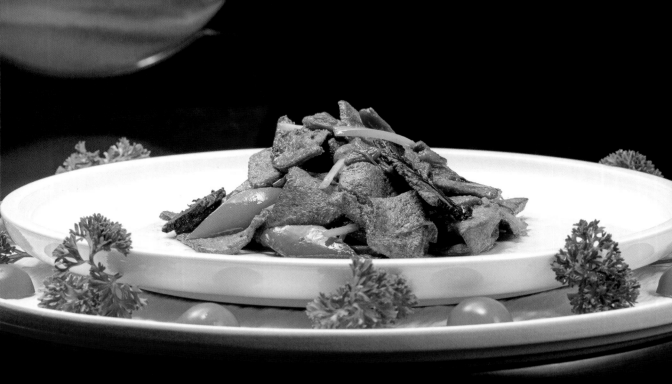

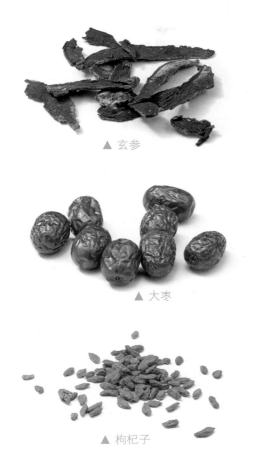

▲ 玄参

▲ 大枣

▲ 枸杞子

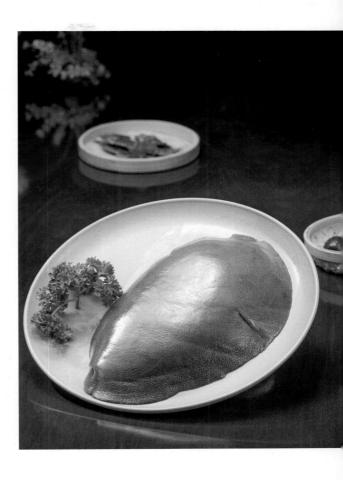

原料 猪肝 250 克，玄参 15 克，大枣 15 克，枸杞子 10 克，姜、葱、蒜、料酒、生抽等适量。

制作 猪肝洗净切片，放入姜片、葱段、料酒、生抽腌制 30 分钟，大枣去核待用。玄参先用清水浸泡 20 分钟，水煎 20 分钟后取汁待用。热锅下油，放姜片、葱段、蒜粒爆香，倒入猪肝小火煎熟，加入大枣、枸杞子、玄参汁、生抽焖 3 分钟，调味即可。

功效 清肝明目，滋阴养血。

方解 此方源自《济急仙方》。方中玄参咸寒，入血分，既能清热凉血、滋阴降火，又能泻火解毒，泄肝经之热盛；大枣能补益脾胃，益气生津，养血安神；枸杞子能补肾填精养血。食材猪肝性温味甘、苦，归肝经，能补肝明目，健脾养血，《本草纲目》谓其能"补肝明目，疗肝虚浮肿"。上述药材与猪肝结合，既能泻肝火，又能滋阴养肝明目，补中有泻，充分发挥清肝明目、滋阴养血的功效。

适用 血虚质、阴虚质等人群，或肝火上炎、阴虚火旺等所致的目赤肿痛、头晕眼花、昏暗不明、口干口苦、咽喉肿痛等人群的调养，以及亚健康人群的食养。

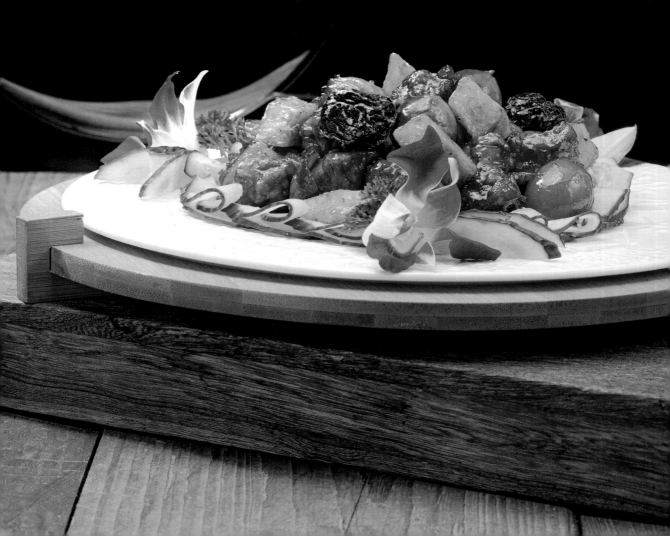

玉泉糖醋排骨

原料 　猪排骨（大排）400 克，鲜粉葛 100 克，乌梅蜜饯 50 克，天花粉 10 克，党参 10 克，麦冬 10 克，黄芪 10 克，炙甘草 3 克，番茄沙司、姜、淀粉、冰糖、醋、盐等适量。

制作 　排骨洗净砍块后，过油断生。鲜粉葛改刀成粒，微炸断生。其余药材先水煎 30 分钟，去渣留汁（约 150 毫升）。粉葛粒上蒸笼蒸 10 分钟后，加入淀粉腌制，入油锅炸至表皮酥脆。热锅下油，放入冰糖炒成焦糖色，再放入药汁、番茄沙司、姜丝、醋、盐调成酸甜汁，最后放入排骨焖 10 分钟，收汁，倒入粉葛粒翻炒起锅，即可。

功效 　健脾益气，养阴生津。

方解 　此方由《仁斋直指方论》中的玉泉汤改良而来。方中党参、黄芪能健脾益气；粉葛、天花粉、麦冬三者合用能起到生津止渴、清热养阴的功效；乌梅酸甘化阴，生津止渴；炙甘草补中调和药性。食材排骨能止渴、补虚、解毒，常用于三消渴疾，如《三因方》中的猪脊汤。排骨与上述药材结合，做成糖醋排骨，酸甜可口，养阴生津止渴之力更佳，更能发挥健脾益气、养阴生津的功效。

适用 　气虚质、阴虚质、血虚质等人群，或干咳少痰、咽干口燥、气阴两虚等人群的调养，或秋季亚健康人群的日常养护。

注意 　请在医生指导下服用。

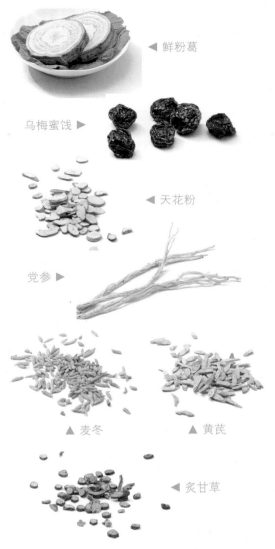

◀ 鲜粉葛

乌梅蜜饯 ▶

◀ 天花粉

党参 ▶

▲ 麦冬　　　　▲ 黄芪

◀ 炙甘草

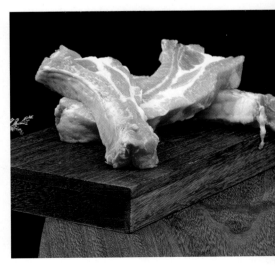

玉泉糖醋排骨　　39

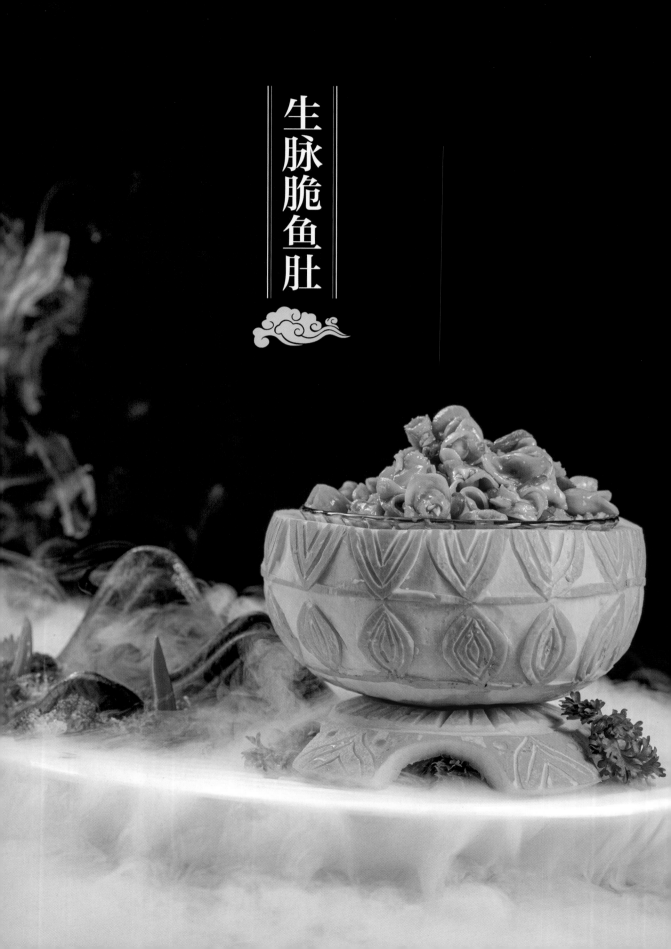

生脉脆鱼肚

原料 巴沙鱼肚 400 克，鲜人参 15 克，麦冬 15 克，五味子 15 克，姜、葱、蒜、香菜、蚝油、生抽、辣椒油等适量。

制作 上述药材用水煎 20～30 分钟后取汁，加其他佐料、调味料做成凉拌酱汁。鱼肚焯水 50 秒，捞起迅速放入凉纯净水中降温，捞起滤干水，与凉拌酱汁一起搅匀，撒上香菜即可，随汤汁食用。

功效 益气生津，敛阴止汗。

方解 此方由唐代医家孙思邈《备急千金要方》中的生脉饮改良而来。方中人参大补元气，麦冬养阴润燥，五味子性温味酸、收敛固涩，三者合用，一补一润一敛，共奏益气生津、敛阴止汗之功。食材鱼肚性平味甘，《本草新编》谓其能"补精益血"，可助上述药材补阴津，益气生津、敛阴止汗之功更胜。且方中的酸味为五味子的原味，配合鱼肚，酸脆可口，让人食欲大增。

适用 气阴两虚、热病伤阴、久咳伤肺、暑热伤阴等人群，或症见体倦乏力、气短懒言、口干多饮、汗多神疲等人群的调养，以及夏季亚健康人群的食养。

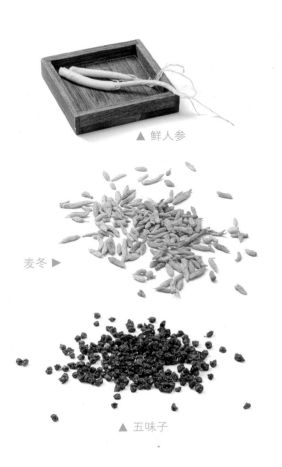

▲ 鲜人参

麦冬 ▶

▲ 五味子

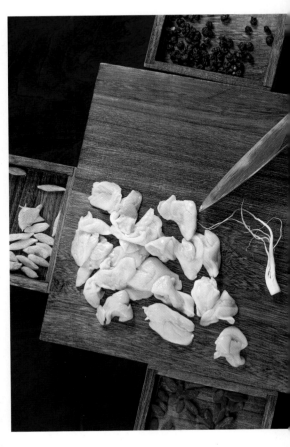

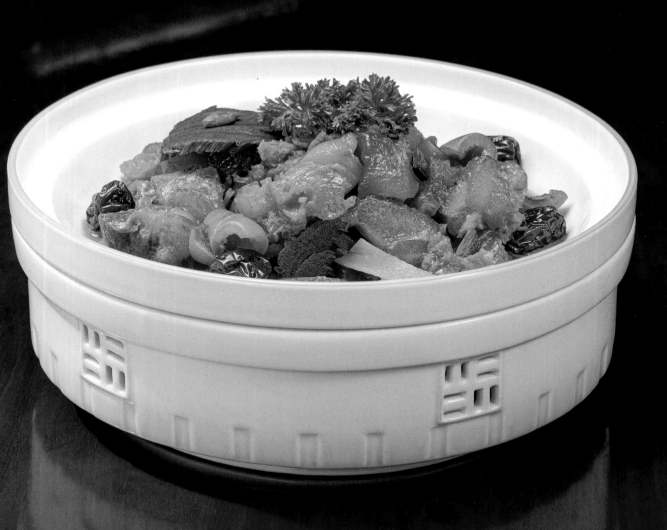

壮骨牛筋煲

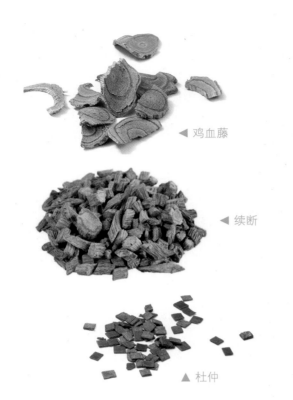

◀ 鸡血藤

◀ 续断

▲ 杜仲

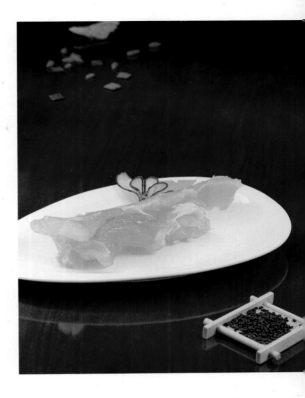

原料 牛筋 500 克，鸡血藤 20 克，续断 10 克，杜仲 10 克，十三香、柱侯酱、姜、葱、蒜、麻油、蚝油、生抽、料酒等适量。

制作 牛筋改刀小块，冷水下锅煮沸焯过断生。将上述药材用清水浸泡 20 分钟后捞起待用。热锅下姜片、蒜粒煸香，下生抽炝锅，加入牛筋、上述药材、适量汤水、十三香、柱侯酱、蚝油、料酒，小火炖至牛筋软弹，调味收汁，淋上麻油，放上葱段，翻炒起锅装盘即可。

功效 补肾壮骨，舒筋通络。

方解 方中鸡血藤既能活血通络，又能养血荣筋，为经脉不通常用药；续断、杜仲均入肝肾经，能补肝肾，强筋骨；续断还能活血祛瘀，舒筋疗伤，《本草求真》称其为疏通气血筋骨第一药。食材牛筋性凉味甘，能补肝强筋，祛风热，常用于筋脉劳伤、风热体倦等，《本草从新》称其能"补肝强筋，益气力，续绝伤"。牛筋与上述药材配伍，相得益彰，补肾壮骨、舒筋通络之功更胜。

适用 风湿痹痛、肢体麻木、肾虚腰痛，外伤或关节损伤，肾虚、血虚引起的月经不调、月经量少、腰膝酸痛、肢体麻木等人群的调养，以及亚健康人群的日常养护。

注意 请在医生指导下服用。

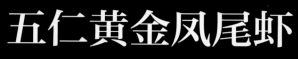

五仁黄金凤尾虾

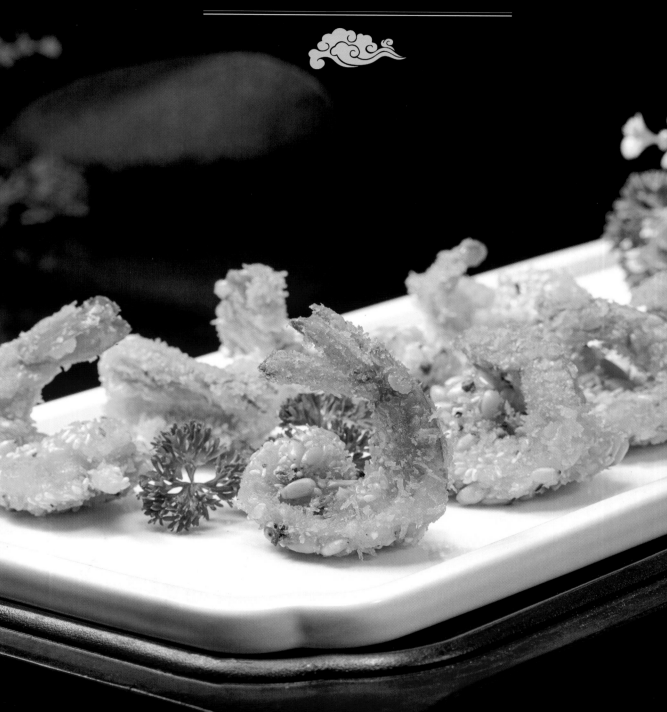

原料 海虾 500 克，甜杏仁 30 克，核桃仁 30 克，火麻仁 15 克，松子仁 30 克，白芝麻 30 克，鸡蛋 2 个，面包糠 200 克，姜、葱、料酒、盐等适量。

制作 甜杏仁、核桃仁、火麻仁拍碎，与松子仁、白芝麻一起混匀。海虾开边洗净去虾线，用姜片、葱段、料酒、盐腌制 10 分钟，加入蛋黄、淀粉搅匀。将五仁均匀粘上虾身，外层裹上面包糠，六成油温慢炸至熟透，摆盘即可。

功效 补肾润肺，润肠通便。

方解 方中甜杏仁、核桃仁、火麻仁、松子仁、白芝麻均质润多脂，能润肠通便；甜杏仁还能润肺平喘，宣发肺气；核桃仁性温味甘，入肺肾经，还能补肾温肺；松子仁能润肺止咳；白芝麻性平味甘，善补肝肾，益精血。五仁配伍既能补肾润肺，又能润肠通便。食材海虾能补肾助阳，通乳，《品汇精要》曰其"气薄味厚，阴中之阳"。海虾与质润的五仁配伍，能助补肾之力，更好地发挥补肾润肺、润肠通便的功效。

适用 年老体虚、肺肾不足、肾精亏虚、肾虚喘咳、津枯肠燥便秘等人群的调养，以及亚健康人群的食养。

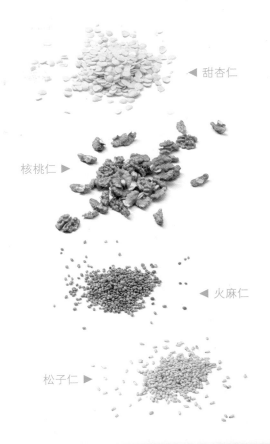

◀ 甜杏仁

核桃仁 ▶

◀ 火麻仁

松子仁 ▶

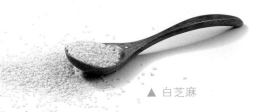

▲ 白芝麻

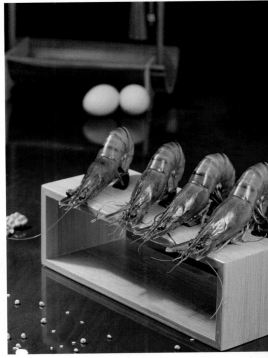

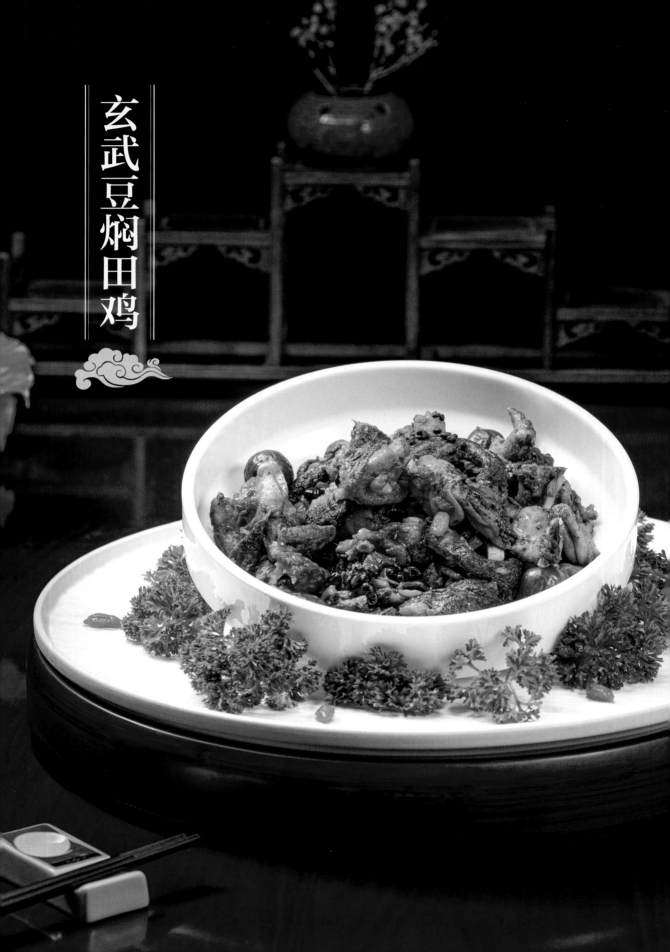

玄武豆焖田鸡

原料　田鸡 500 克，黑豆 150 克，八角 15 克，小茴香 15 克，肉苁蓉 10 克，补骨脂 6 克，姜、葱、蒜、生抽、盐、料酒、香油等适量。

制作　黑豆先用高压锅压 20 分钟，再与上述药材一同煎煮 40 分钟，捞起黑豆并取汁待用。田鸡洗净砍块后油炸至金黄。锅内留尾油，下姜片、葱段、蒜粒煸香，倒入田鸡爆炒 2 分钟后下黑豆、药汁、料酒、生抽、盐调味，小火焖 10 分钟，大火收汁，淋上香油，放入葱段翻炒 2 分钟即可。

功效　补肾助阳，散寒利水。

方解　此方源于《景岳全书》中的方剂玄武豆。方中八角、小茴香温中散寒；肉苁蓉质润，甘温助阳，能补肾阳，益精血；补骨脂能温肾助阳，纳气平喘。食材黑豆入肾，《本草纲目》谓其"属水性寒，为肾之谷，入肾功多，故能利水消肿下气"；田鸡性凉味甘，能补虚利水消肿。田鸡、黑豆与补肾助阳之品配伍，能助入肾，利水道，消肿，更好地发挥补肾助阳、散寒利水的功效。

适用　阳虚质人群，或肾虚下肢浮肿、心衰病之浮肿、肾虚咳喘、肾虚腰痛、下元虚冷等人群的调养，以及亚健康人群的食养。

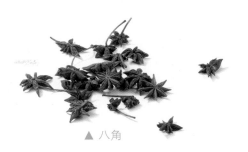
▲ 八角

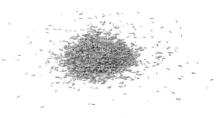
▲ 小茴香

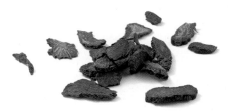
▲ 肉苁蓉

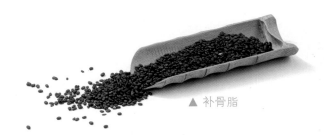
▲ 补骨脂

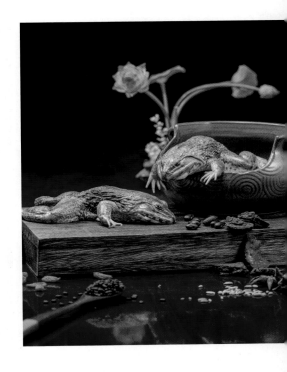

玄武豆焖田鸡　　47

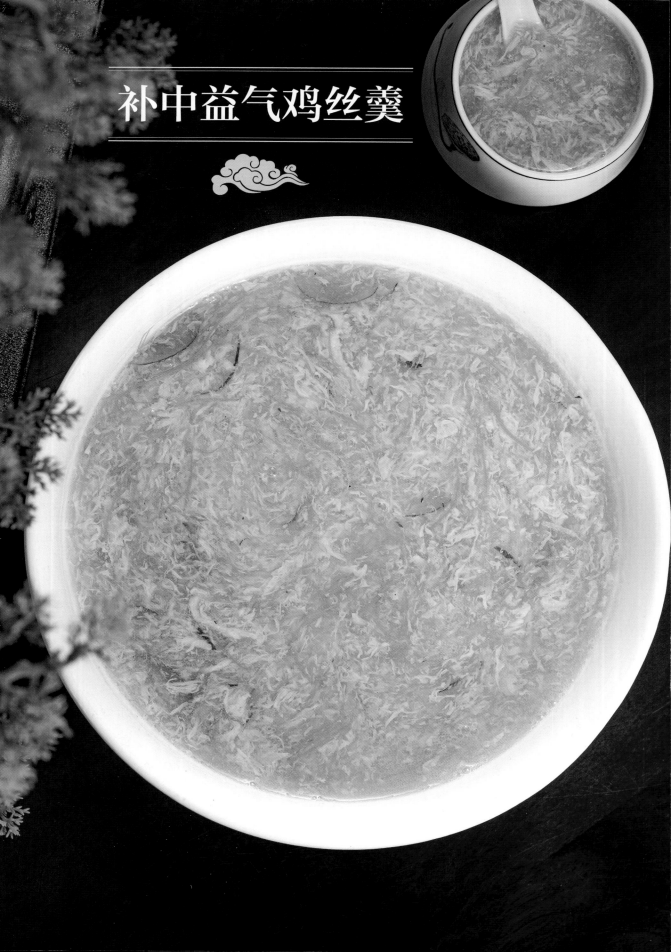

补中益气鸡丝羹

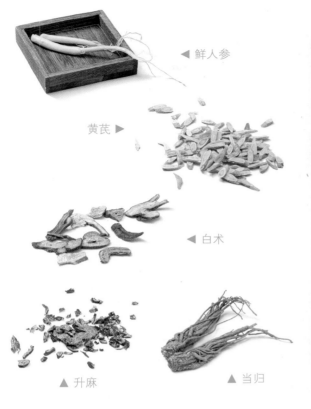
◀ 鲜人参

黄芪 ▶

◀ 白术

▲ 升麻　　　▲ 当归

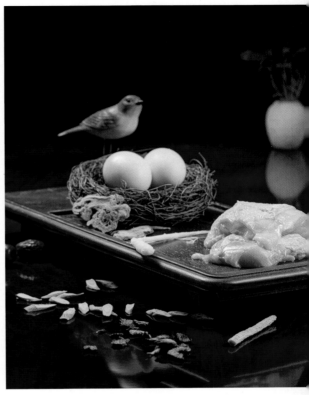

原料　鸡胸肉 250 克，鸡蛋 2 个，鲜人参 15 克，黄芪 10 克，白术 10 克，升麻 5 克，当归 5 克，大枣 10 克，枸杞子 10 克，高汤、淀粉、姜、葱、蒜、盐等适量。

制作　把鲜人参、黄芪、白术、升麻、当归先水煎取汁。大枣去核切丝。鸡胸肉顺着肉的纹路切片，下水煮熟后捞起，撕成鸡丝，待用。热锅下油，放入姜丝、葱段、蒜粒炒香，加入药汁、鸡丝、高汤、大枣丝、枸杞子，烧开后煮 10 分钟，下盐调味，放入蛋液，最后用淀粉水调成羹状即可。

功效　益气健脾，补中升阳。

方解　此方源于李东垣《脾胃论》中的经方补中益气汤。方中人参大补元气，能补益五脏之气；黄芪补气升阳固表，善补脾肺之气，益卫固表止汗；白术健脾益气祛湿；升麻引药上行，升清阳之气；当归、大枣、枸杞子养血和营。食材鸡肉，《本草求真》曰其能"补虚温中"，常用于虚劳羸弱、病后体虚、食少纳呆等。鸡肉与上述药材合用，其滋养的作用可助益气健脾、补中升阳之功更胜。

适用　气虚质、血虚质人群，或头晕眼花、少气懒言、倦怠乏力、面色萎黄、脱肛、子宫下垂等人群的调养，以及亚健康人群的日常养护。

墨鱼芡实酿

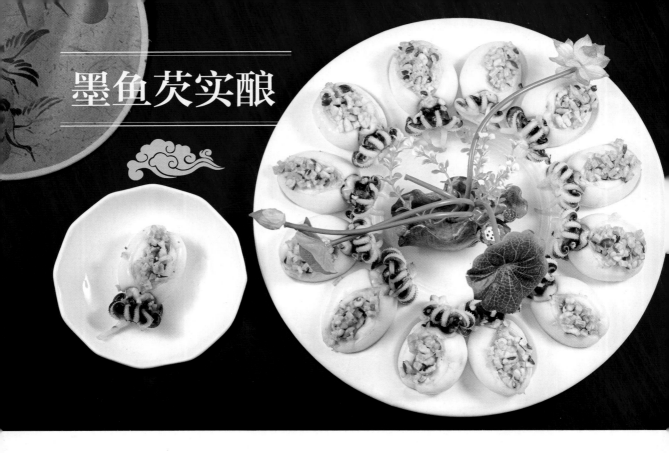

原料 墨鱼仔 12 只，芋头 250 克，芡实粉 50 克，大枣（去核）50 克，淀粉、姜、葱、料酒、生抽、盐等适量。

制作 墨鱼仔洗净，用姜丝、葱段、料酒、生抽、盐腌制 20 分钟。芋头、大枣蒸熟后碾压成泥状，与芡实粉搅拌均匀、调味，酿入墨鱼肚内，上蒸笼蒸 8 分钟，淋上芡汁即可。

功效 补肾固涩，健脾补虚。

方解 方中芋头能益脾补气，宽肠胃，消虚肿；芡实既能补益，又能固涩，《食疗本草》谓其"补中焦，益精，强志，耳目聪明，做粉食之，甚好，此是长生之药"；大枣健脾养血，三者合用，既能补肾又能健脾，同时兼顾先天、后天之本。食材墨鱼又称乌贼，味咸，性平，能入肝养血，入肾滋水，与上述药材配伍，益肾健脾补虚之功更佳。

适用 气虚质、阴虚质、血虚质人群，或气血亏虚、脾虚泄泻、肾虚遗精、遗尿等人群的调养，以及亚健康人群的食养。

▲ 芡实粉

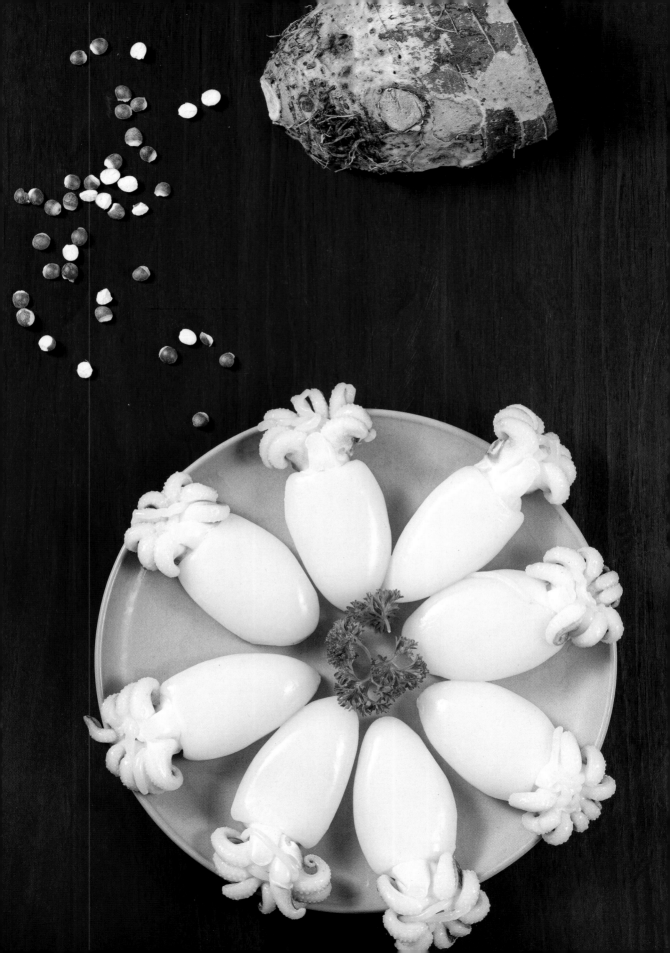

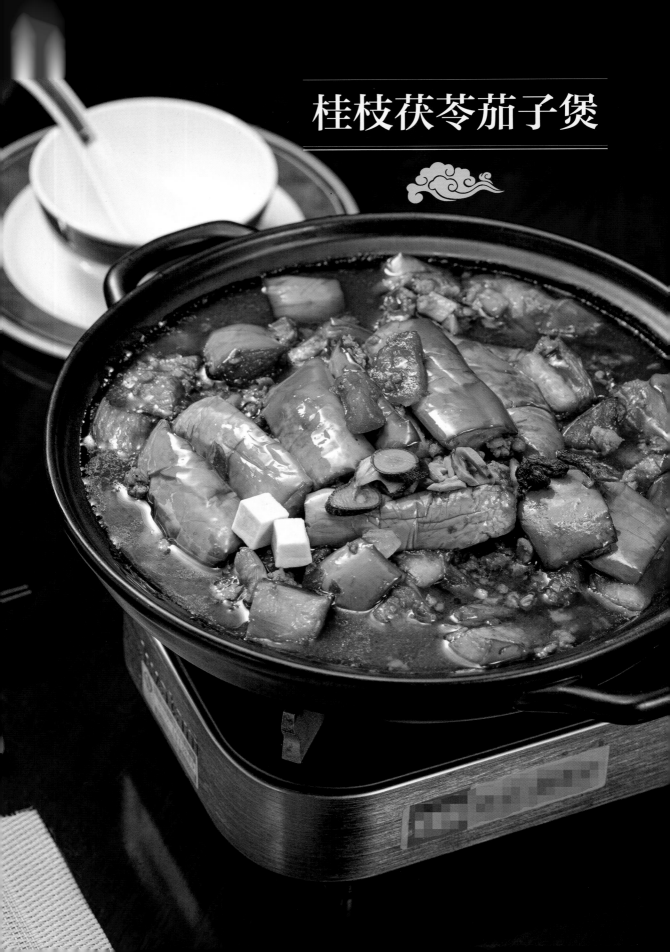

桂枝茯苓茄子煲

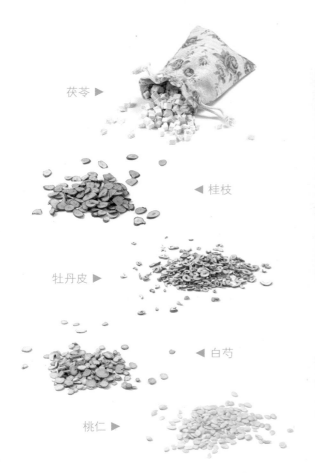

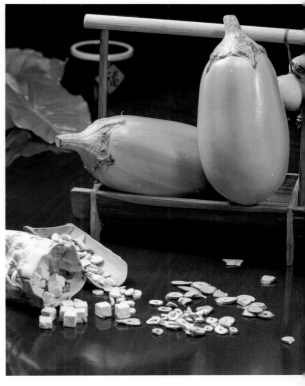

茯苓 ▶

◀ 桂枝

牡丹皮 ▶

◀ 白芍

桃仁 ▶

原料 茄子 250 克，碎猪肉 50 克，茯苓 20 克，桂枝 10 克，牡丹皮 10 克，白芍 10 克，桃仁 5 克，姜、葱、蒜、豆瓣酱等适量。

制作 把上述药材用清水浸泡 20 分钟后，水煎取汁待用。茄子洗净带皮切成段，热锅下油，将茄段炸熟，捞起滤油。锅内留尾油，下碎猪肉煸炒，倒入豆瓣酱、姜片、葱段、蒜粒一起爆香，加入药汁、茄段，调味后再焖煮 5 分钟，收汁即可。

功效 活血化瘀，调和气血。

方解 此方由《金匮要略》中的桂枝茯苓丸化裁而来。方中茯苓健脾利湿，扶助正气；桂枝性温味辛，能温通血脉，行气化瘀；牡丹皮、白芍既可活血化瘀，又能入营分凉血退瘀热，调和气血；桃仁活血化瘀。食材茄子性凉味甘，能清热、活血、消肿，《滇南本草》提到其能"散血，止乳痛，消肿宽肠，烧灰米汤饮，治肠风下血不止及血痔"。茄子与上述药材配伍，相辅相成，化瘀生新、调和气血之功更胜。

适用 血瘀质人群，或月经不调、经闭腹痛等人群的调养，以及亚健康人群的食养。

注意 请在医生指导下服用。孕妇慎用。

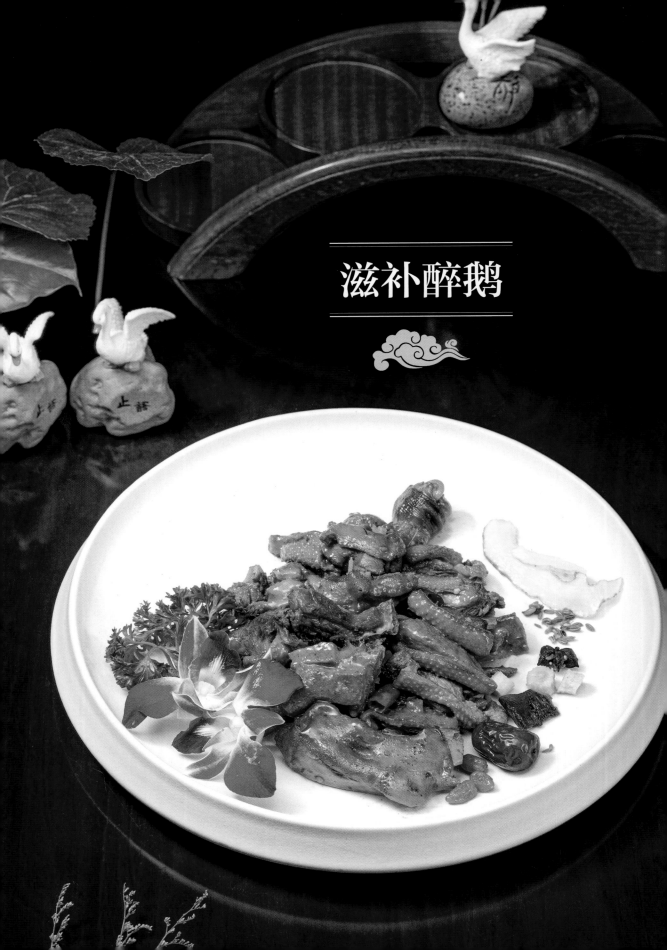

滋补醉鹅

原料 鹅肉 500 克，肉桂 10 克，八角 10 克，小茴香 15 克，北沙参 10 克，玉竹 15 克，红米酒 250 毫升，高汤、煲仔酱、姜、葱、蒜、生抽等适量。

制作 鹅肉洗净砍块，冷水下锅煮沸，焯去血水后捞起待用；北沙参、玉竹用清水浸泡 20 分钟后捞起待用。热锅下油，倒入鹅肉煸香出油，下姜片、葱段、蒜粒、八角、小茴香、肉桂继续爆香，加入红米酒、生抽、煲仔酱继续煸炒 2 分钟。锅内加高汤，放入北沙参、玉竹，调味后中火焖煮 25 分钟，改大火收汁，放上葱段即可。

功效 温中散寒，益胃生津。

方解 方中肉桂性热味辛，功善补火助阳，温通经脉；八角、小茴香均性温，能温中散寒，行气止痛；北沙参、玉竹均善养阴润肺，益胃生津，使肉桂温而不燥。食材鹅肉性平味甘，补虚益气，益胃生津，《日华子》曰"白鹅：解五脏热，止渴"。酒为水谷之精、熟谷之液，可和血脉，消冷积，行药势，与鹅肉、诸药材一起焖制，能助药势，以祛寒和血通脉。鹅肉还能防止辛热之品过于温燥，使得温中散寒、益胃生津之功更胜。

适用 阳虚质、气虚质等人群，或脾胃虚寒、平素畏寒、手足不温、脘腹胀痛、脾虚泄泻等人群的调养，以及亚健康人群的食养。

注意 阴虚火旺者慎用。

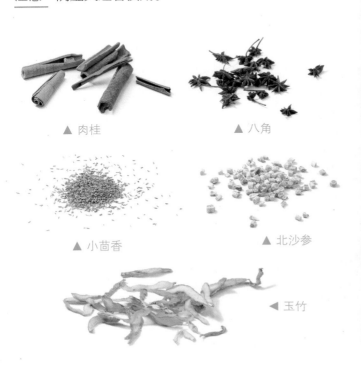

▲ 肉桂　　▲ 八角

▲ 小茴香　　▲ 北沙参

◀ 玉竹

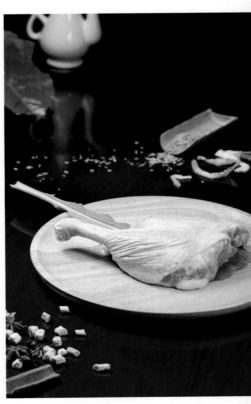

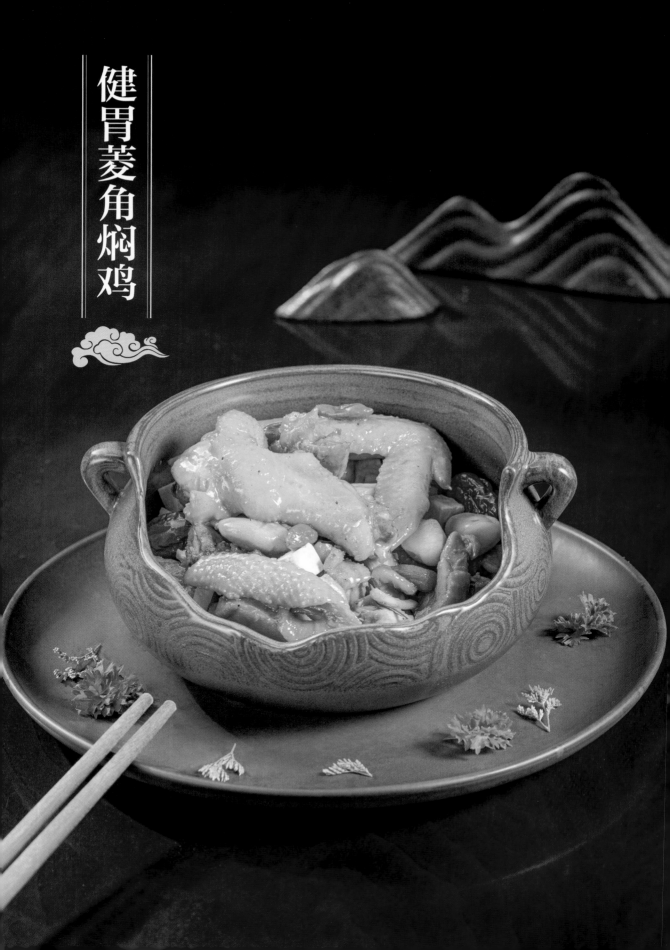

健胃菱角焖鸡

原料 土鸡 500 克，鲜菱角 100 克，党参 20 克，白术 10 克，茯苓 15 克，神曲 10 克，大枣 20 克，麦芽 10 克，高汤、姜、葱、蒜、生抽、香油、料酒等适量。

制作 将上述药材（神曲、麦芽用煲汤袋装好）水煎 30 分钟后取汁待用，菱角蒸熟去壳，土鸡洗净砍块。热锅下油，爆香姜片、葱段、蒜粒，下鸡块爆炒至出油，放生抽继续爆香。加入药汁、菱角、高汤、大枣、料酒，调味后焖 10 分钟，大火收汁，撒上葱段，淋上香油，翻炒两遍即可。

功效 健脾益气，和胃消食。

方解 方中党参能健脾补肺，益气生津；白术不仅能益气健脾，还能燥湿利水；茯苓健脾渗湿止泻；党参、白术、茯苓三者同为四君子汤组方，搭配能健脾消食和胃的神曲、麦芽，使补中有消。食材菱角性凉味甘，归脾胃经，能健脾益胃，除烦止渴，《名医别录》中更是称其"主安中补脏，不饥轻身"；鸡肉亦能补益脾胃。食材与药材相结合，能更好地发挥健脾益气、和胃消食的功效。

适用 气虚质、血虚质人群，或脾胃虚弱、食欲不振、食积脘腹胀痛、脾虚泄泻等人群的调养，以及亚健康人群的食养。

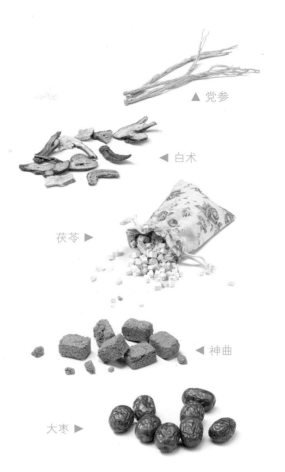

▲ 党参

◀ 白术

茯苓 ▶

◀ 神曲

大枣 ▶

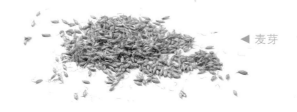

◀ 麦芽

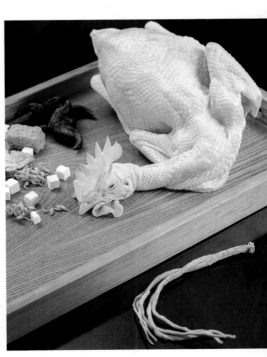

健胃菱角焖鸡   57

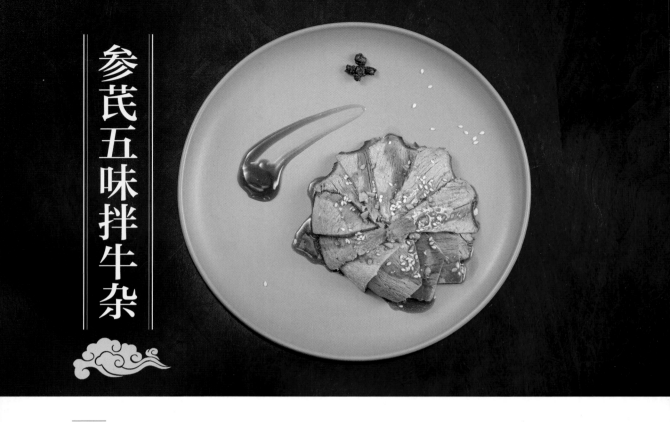

参芪五味拌牛杂

原料 牛肉 250 克，牛舌 150 克，牛心 150 克，鲜人参 15 克，黄芪 20 克，五味子 10 克，白芝麻、辣椒油、花椒油、蚝油、生抽、香油、胡椒粉、姜、葱、蒜、香菜、八角、陈皮、白醋、料酒等适量。

制作 将上述药材水煎取汁，药渣、药汁分出待用。牛肉、牛舌、牛心冷水下锅煮沸焯去血水，再放入沸水，加药渣、姜片、葱段、八角、陈皮、料酒煮至熟透，捞起滤水放凉待用。将药汁、姜片、葱段、蒜粒、辣椒油、花椒油、蚝油、生抽、香油、胡椒粉、白醋和炒香的白芝麻一起混合成凉拌酱料。牛肉、牛舌、牛心切片码好，淋上凉拌酱料，撒上香菜即可。

功效 补益心肺，养心安神。

方解 方中人参性温味甘，不仅能益元气，补肺气，还能养心安神；黄芪善补气，除了能补脾肺之气，还能补气以生血、行血；五味子甘酸，收敛固涩，不仅能上敛肺气，下滋肾阴，还能补益心肾，宁心安神。食材牛肉、牛舌、牛心性平味甘，能健脾益气，养心补血，采用凉拌的做法，酸辣可口，而与上述药材结合，寓补于中，补益心肺、养心安神之力更佳。

适用 气虚质、血虚质等人群，或失眠、心悸、肺气不足、气短乏力、喘促日久、气虚多汗等人群的调养。

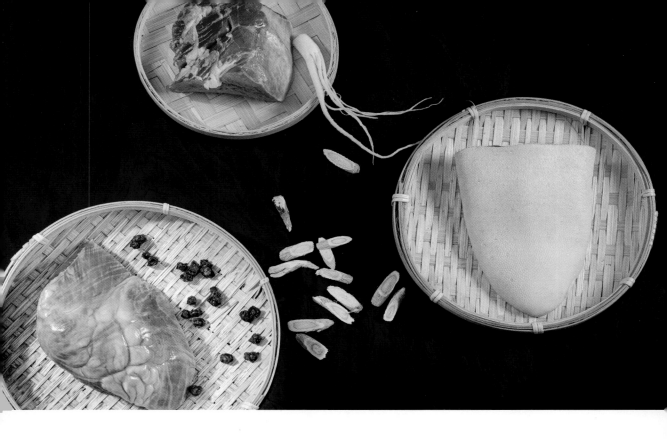

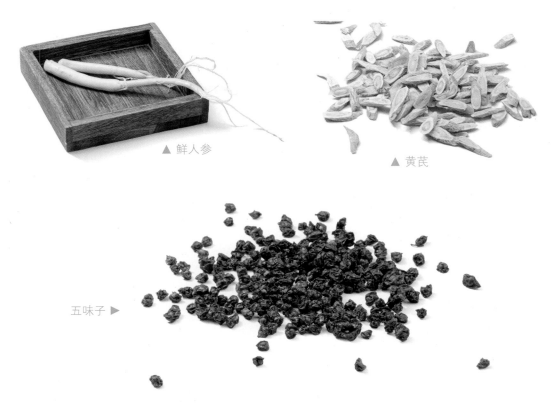

▲ 鲜人参

▲ 黄芪

五味子 ▶

参芪五味拌牛杂　　59

八宝卤鸡胗

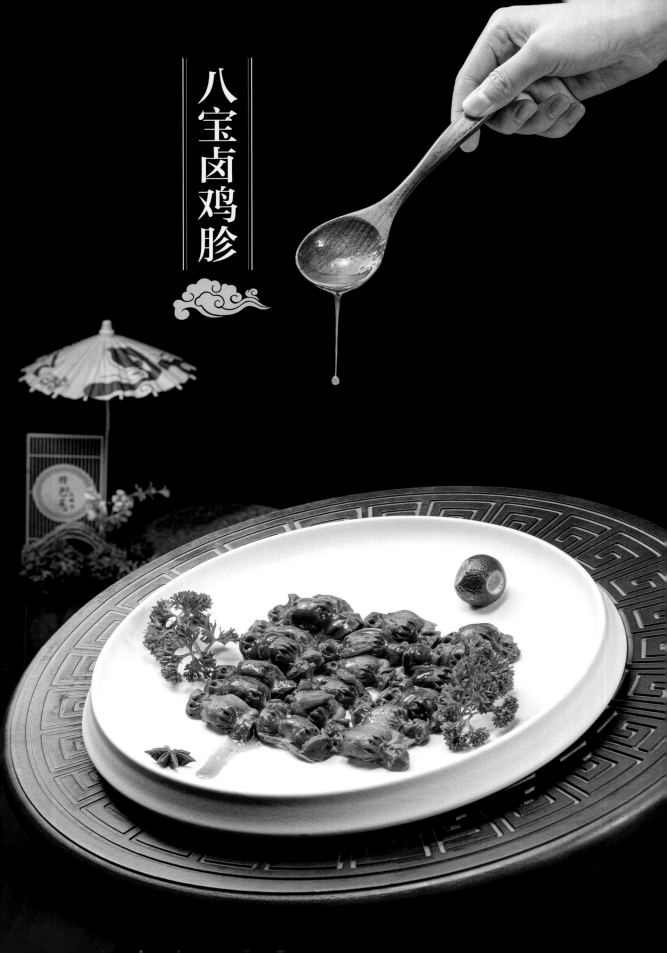

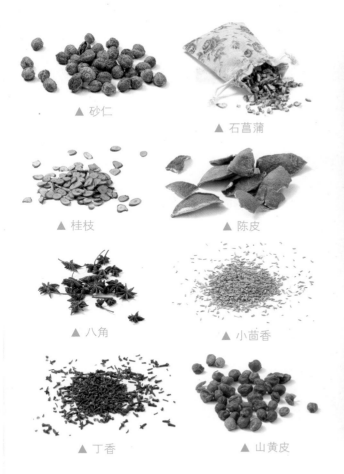

▲ 砂仁 ▲ 石菖蒲

▲ 桂枝 ▲ 陈皮

▲ 八角 ▲ 小茴香

▲ 丁香 ▲ 山黄皮

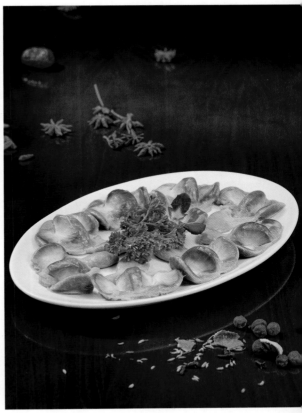

原料	鸡肫 300 克，砂仁 5 克，石菖蒲 5 克，桂枝 5 克，陈皮 5 克，八角 5 克，小茴香 5 克，丁香 1 克，山黄皮 10 克，姜、葱、蒜、生抽、冰糖等适量。
制作	鸡肫洗净焯水后待用。冰糖用油炒至起白，加水煮成焦糖水倒出备用。热锅下油，爆香姜片、葱段、蒜粒、八角、小茴香、丁香，下生抽炝锅，倒入焦糖水，再放入砂仁、石菖蒲、桂枝、陈皮、山黄皮、鸡肫，调味，小火卤 30 分钟，切片摆盘浇汁即可。
功效	温中化湿，健脾和胃。
方解	方中砂仁、石菖蒲均芳香化湿，具有醒脾开胃、行气温中之功；八角、小茴香、丁香性温味辛，能温中散寒，理气和胃；桂枝性温味甘，能温扶脾阳助运化；陈皮理气和胃。加入本地特色食材山黄皮，味道酸甜，气味独具一格，能养胃健脾生津。食材鸡肫又称鸡胗，入脾胃经，能健脾养胃。鸡肫与上述药材一起卤制，温中化湿、健脾和胃之功更胜。
适用	脾胃虚弱、腹胀腹痛、消化不良、食欲不振等人群的调养，以及亚健康人群的食养。

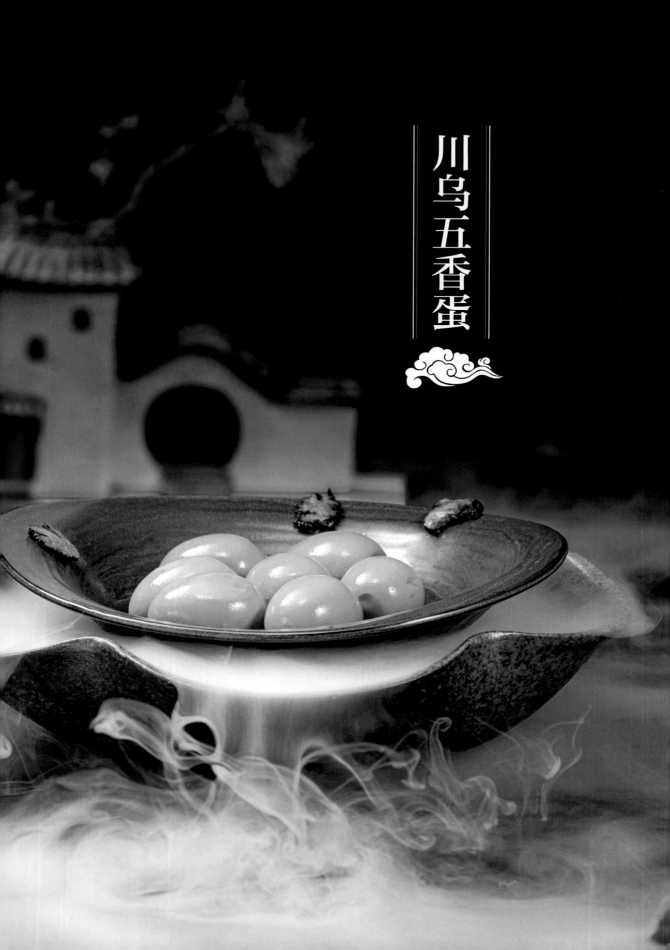

川乌五香蛋

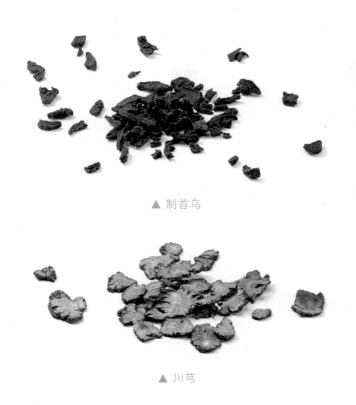

▲ 制首乌

▲ 川芎

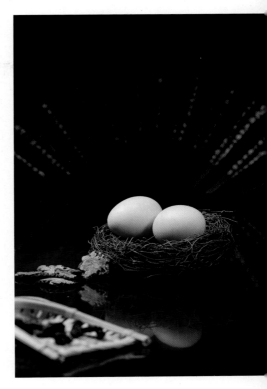

原料 鸡蛋8个，制首乌15克，川芎10克，高汤、十三香、洋葱、姜、葱、蒜、冰糖、料酒、生抽等适量。

制作 冰糖用油炒至起白，加水煮成焦糖水倒出备用。将上述药材用清水浸泡20分钟；捞起待用。热锅下少许油，放入洋葱片、姜片、葱段、蒜粒爆香，倒入焦糖水，加制首乌、川芎、高汤、十三香、料酒、生抽等，调味熬制卤水，大火烧开，改小火煮30分钟，再放入鸡蛋煮10分钟，关火浸泡2小时即可。

功效 补益肝肾，养血乌发。

方解 方中制首乌功善补肝肾，益精血，强筋骨，乌须发，不燥，不腻，为滋补良品；川芎辛香升散，性善上行，为血中气药，既能行气通滞，活血调经，又能祛风通络，引药上行。食材鸡蛋性平味甘，能滋阴息风、润燥，养血安胎，与上述药材卤制，可增强祛风通络、养血活血之功，补益肝肾、养血乌发之力更佳。

适用 血虚质、阴虚质人群，或肝肾不足、气血亏虚所致的头晕头痛、月经不调、眼花健忘、须发早白等人群的调养，以及亚健康人群的日常养护。

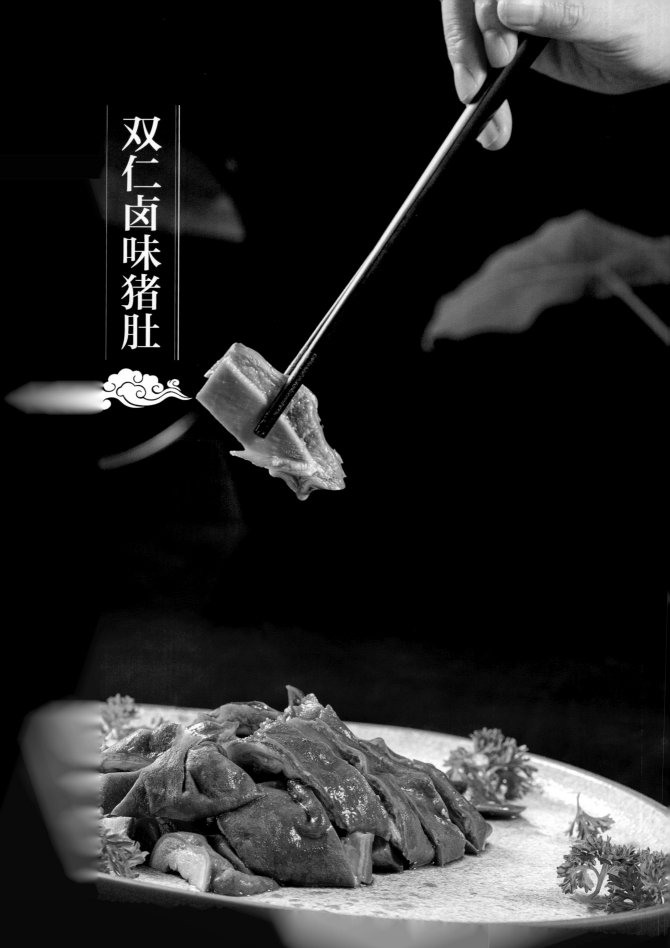

双仁卤味猪肚

原料　猪肚 1 个，砂仁 10 克，益智仁 10 克，陈皮 10 克，八角 5 克，高汤、洋葱、香叶、十三香、胡椒粉、花椒粉、姜、葱、蒜、料酒、生抽、冰糖等适量。

制作　冰糖用油炒至起白，加水煮成焦糖水倒出备用。猪肚洗净，整个下锅焯水后捞起待用。锅内放油，先把姜片、葱段、蒜粒、洋葱片煸香，再放入八角、香叶一起炒香，倒生抽炝锅，加入焦糖水、高汤、陈皮、十三香、料酒、生抽、胡椒粉、花椒粉调味，再放入猪肚炖煮约 1 小时至熟软，关火前 10 分钟加入砂仁、益智仁，捞起切块即可。

功效　健脾补肾，开胃化湿。

方解　方中砂仁性温味辛，能化湿开胃，理气温脾，为醒脾调胃之要药；益智仁性温味辛，善温脾暖肾，开胃固涩；陈皮理气健脾，行气燥湿；八角性温味辛，能健胃驱风，调中理气。食材猪肚性温味甘，常用于健脾养胃，《医方类聚》中就曾记载了以馊饭拌人参、橘皮、猪脾等酿猪肚中，蒸熟食之治脾虚的方法。猪肚与上述药材一起卤制，相辅相成，健脾补肾和胃之功更胜。

适用　脾胃虚弱、食欲不振、脘腹胀满、嗳气泛酸、脾虚泄泻、脾胃不和、脾肾两虚等人群的调养，以及亚健康人群的日常养护。

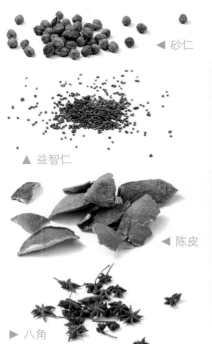

◀ 砂仁

▲ 益智仁

◀ 陈皮

▶ 八角

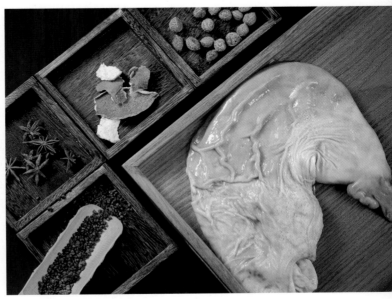

双仁卤味猪肚　　65

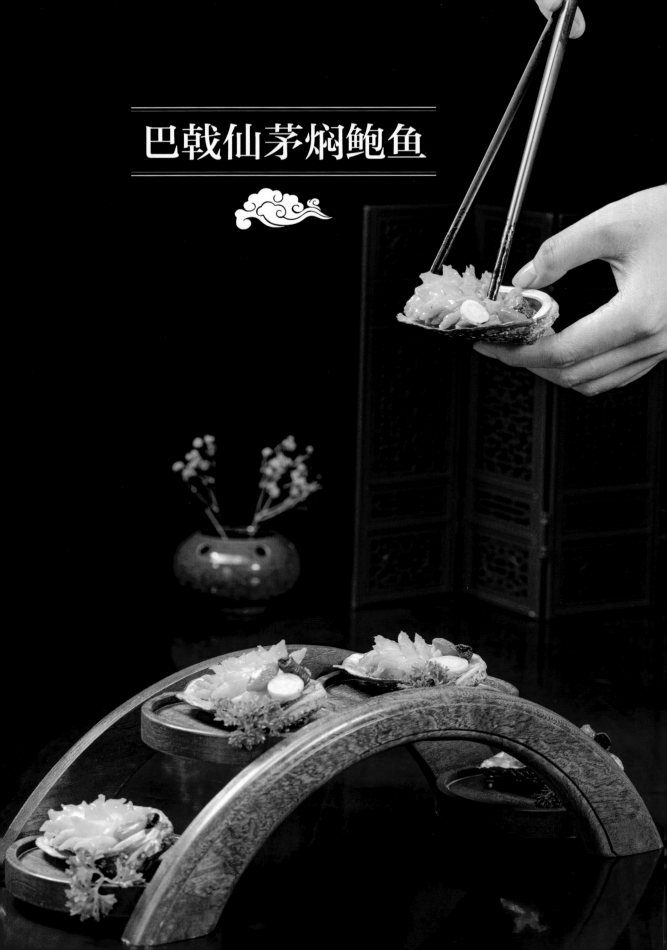

巴戟仙茅焖鲍鱼

原料	鲍鱼8只，巴戟天20克，仙茅30克，老南瓜、姜、葱、蒜、鲍汁、蚝油、生抽等适量。
制作	鲍鱼洗净打花刀焯水后捞起，南瓜蒸熟捣成蓉，巴戟天、仙茅水煎30分钟后取汁（约150毫升），待用。药汁内下鲍汁、南瓜蓉、蚝油、生抽等调味，姜片、葱段、蒜粒炸至金黄后放入汤中，再加入鲍鱼小火熬至软烂，大火收汁即可。
功效	补肾阳，强筋骨。
方解	方中巴戟天甘润不燥，入肾能补肾助阳，强筋骨，祛风湿；仙茅辛热燥烈，善补命门之火、助阳，散寒湿。食材鲍鱼性平味甘、咸，能滋阴填精，清热润燥。鲍鱼与巴戟、仙茅一同烹制，不仅能使二者温而不燥，还能补肾填精，补肾阳、强筋骨之功更胜。
适用	阳虚质人群，或肾阳不足、命门火衰、阳痿不育、下元虚冷、肾虚腰痛等人群的调养，以及亚健康人群的食养。
注意	请在医生指导下服用。阴虚火旺等人群及孕妇慎用。

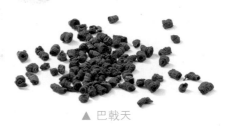

▲ 巴戟天

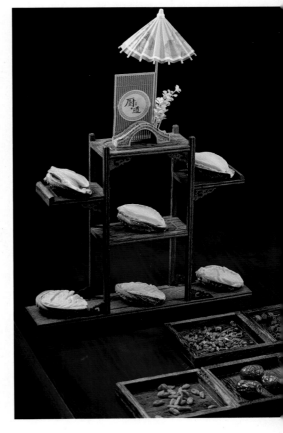

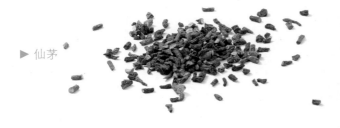

▶ 仙茅

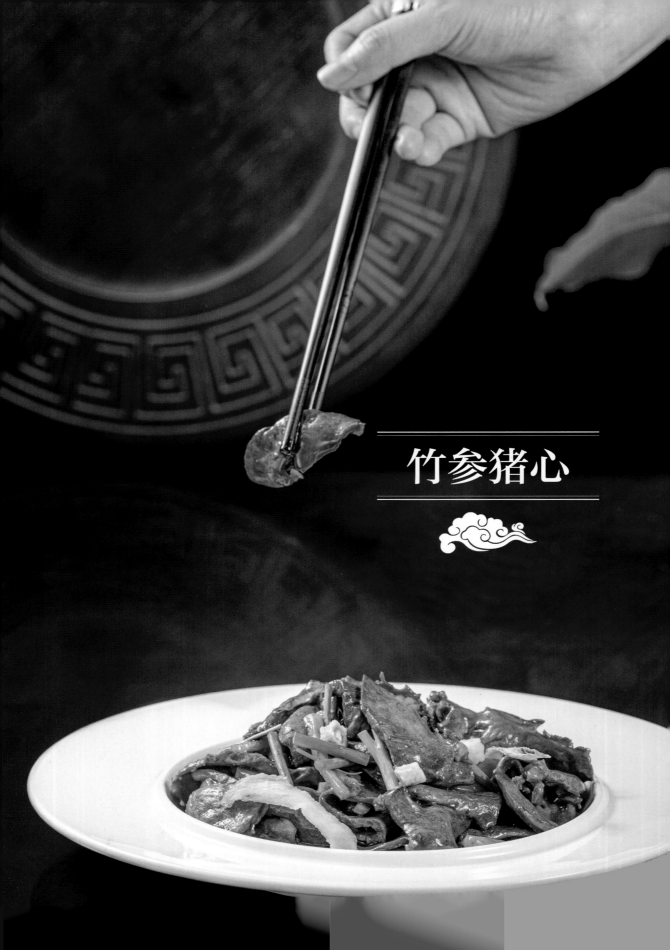

竹参猪心

原料　猪心500克，玉竹50克，北沙参20克，麦冬20克，腐乳2块，高汤、十三香、花椒、生抽、冰糖、姜、葱、料酒等适量。

制作　猪心洗净整块焯水后捞起待用。将玉竹、北沙参、麦冬用清水浸泡20分钟，捞起待用。锅内加入高汤、猪心及上述所有原料，慢火炖煮1小时，捞起冷却后切片摆盘，淋上汤汁即可。

功效　养阴润燥，安神除烦。

方解　方中玉竹能除烦闷，止咳，润心肺，补五劳七伤，具有养阴而不滋腻的特点；北沙参能补虚，止惊烦，益心肺，涤心胸烦热；玉竹、北沙参皆入肺经，为养阴生津之良品，相须为用；麦冬归心经，能养心阴，清心热，除烦安神。食材猪心入心经，能养心安神，镇惊。猪心与上述药材配伍，走上焦，入心肺，养阴润燥、安神除烦之力更佳。

适用　不寐、心悸、心虚胆怯、烦躁易怒、口渴咽干、干咳、虚火上炎等人群的调养。

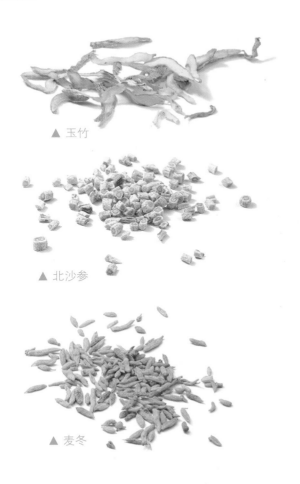

▲ 玉竹

▲ 北沙参

▲ 麦冬

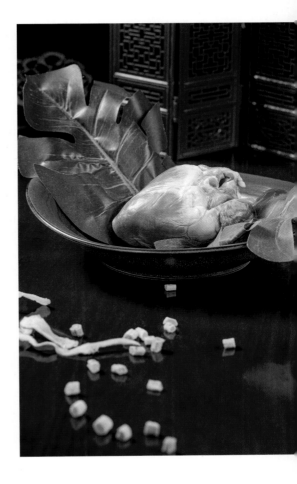

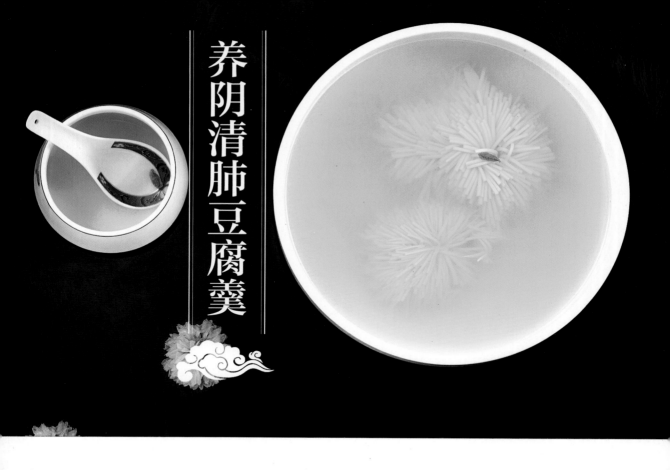

养阴清肺豆腐羹

原料 内酯豆腐 1 盒，石斛 15 克，北沙参 20 克，菊花 5 克，枸杞子 10 克，蜂蜜、淀粉等适量。

制作 石斛先水煎 1 小时，再加北沙参、菊花煎 20 分钟，取汁待用。豆腐轻焯一下热水后，改刀成六个小方块，用刀在豆腐块面上切"十"字花刀，形成细丝，底部留出 5 毫米厚度不要切断，保证豆腐丝相连。然后轻柔、缓慢地放入汤盅，最后放入枸杞子，加药汁、蜂蜜调味，注入适量的淀粉水煮成羹状，再蒸 10 分钟即可。

功效 养阴润燥，清热解毒。

方解 方中石斛善滋养胃阴，清胃热，生津止渴；北沙参能滋阴润肺，益胃生津；菊花甘苦，不仅能清热解毒，还能清肝明目；枸杞子能补肾填精养血。食材豆腐性凉味甘，既能生津润燥，清热解毒，又能益气和中，《食鉴本草》提到其能"宽中益气，和脾胃，下大肠浊气，消胀满"。豆腐与上述药材结合，使全方滋养而不滋腻，清热而不伤脾胃，能更好地发挥养阴润燥、清热解毒的功效。

适用 阴虚质、湿热质人群，或虚火上炎、口干口苦、口渴多饮、目赤肿痛、干咳日久等人群的调养，以及秋季亚健康人群的日常养护。

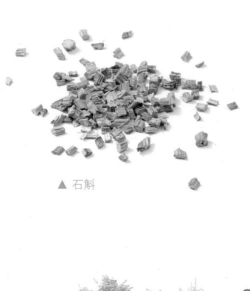

▲ 石斛

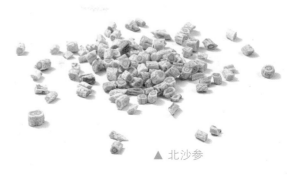

▲ 北沙参

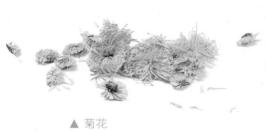

▲ 菊花

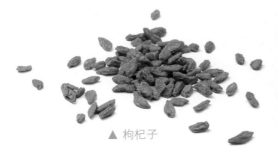

▲ 枸杞子

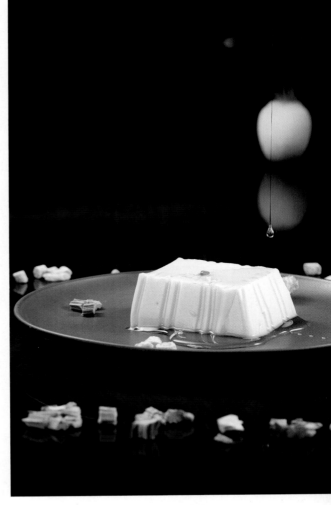

乌菀焗白鳝

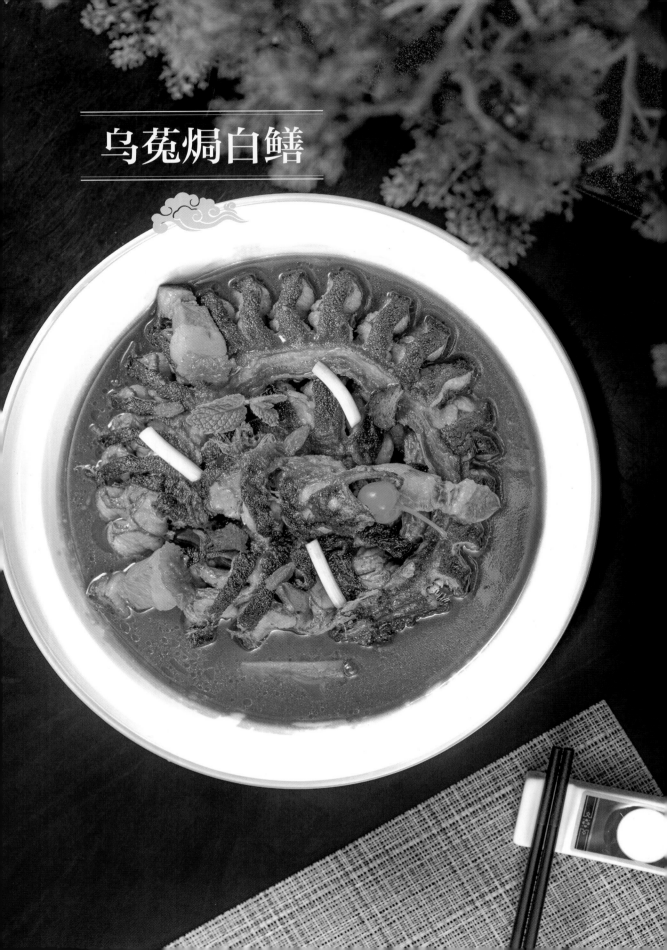

原料 白鳝 1 条，五花肉 150 克，制首乌 10 克，菟丝子 10 克，沙苑子 5 克，洋葱、姜、葱、蒜、柱侯酱、蚝油、料酒、生抽等适量。

制作 将菟丝子、沙苑子装入纱布袋，与制首乌一起水煎 30 分钟取汁；白鳝宰杀洗净，改刀成段，待用。五花肉切丁，砂锅下油，放五花肉丁、姜片、葱段、蒜粒、洋葱丝炒香，依次码上白鳝段，撒上制首乌片，用药汁、柱侯酱、蚝油、料酒及生抽调制酱汁，均匀淋到白鳝段面上，盖上盖，慢火焖至白鳝段熟透，改大火收汁即可。

功效 补肝肾，益精血。

方解 方中制首乌善补肝肾，益精血，强筋骨，乌须发，不燥，不腻，不寒，为滋补良品；菟丝子为平补阴阳之品，能补肾阳，益肾精；沙苑子补肾助阳，养肝明目。食材鳝鱼性温味甘，具有益气血、补肝肾、强筋骨的功效，《食疗本草》称其"补五脏，逐十二风邪，并治湿风"，常用于虚劳、腰痛、腰膝酸软、风湿痹痛等。鳝鱼与上述药材结合，气血阴阳同补，能更好地发挥补肝肾、益精血的功效。

适用 气虚质、血虚质、阴虚质等人群，或肝肾不足、气血亏虚所致的头晕头痛、腰膝酸痛、眼花健忘、须发早白等人群的调养，以及亚健康人群的日常养护。

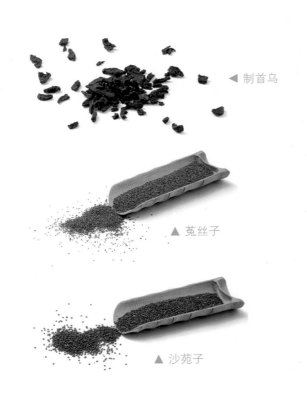

◀ 制首乌

▲ 菟丝子

▲ 沙苑子

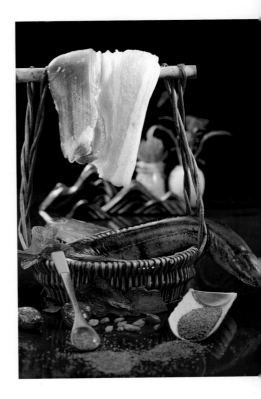

鲍汁三参

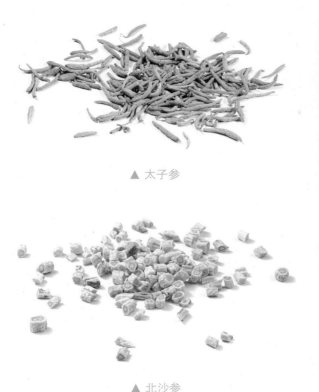

▲ 太子参

▲ 北沙参

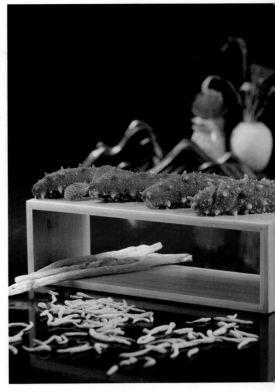

原料 水发海参500克，太子参10克，北沙参10克，鲍汁、姜、葱、蒜、淀粉、料酒、生抽、老抽、蚝油等适量。

制作 海参洗净，放锅中焯水，捞出泡冷水备用；太子参、北沙参水煎30分钟后取汁待用。锅中热油，放入姜片、葱段、蒜粒爆香后去渣留油，加入药汁、少许开水以及适量鲍汁、生抽、老抽、蚝油调色调味，再倒入海参煮约10分钟，熟透后加入淀粉水，使汤汁浓稠，装盘即可。

功效 滋阴养血，益气生津。

方解 方中太子参能补脾润肺，益气生津，属补气药中的清凉之品；北沙参能滋阴润肺，益胃生津，两者合用益气而不温燥，清润而不滋腻。食材海参性平味甘、咸，归肺、肾经，功善补肾益精，养血润燥，《食物本草》中提到其能"主补元气，滋益五脏六腑，去三焦火热"。海参与太子参、北沙参配伍，相得益彰，使全方不仅能滋阴润燥，还能养血益气，补益作用更甚。

适用 气虚质、阴虚质、血虚质人群，或气阴两虚、气血亏虚、疲倦乏力、口干多饮、气短心悸等人群的调养，以及亚健康人群的食养。

加味天麻鱼头煲

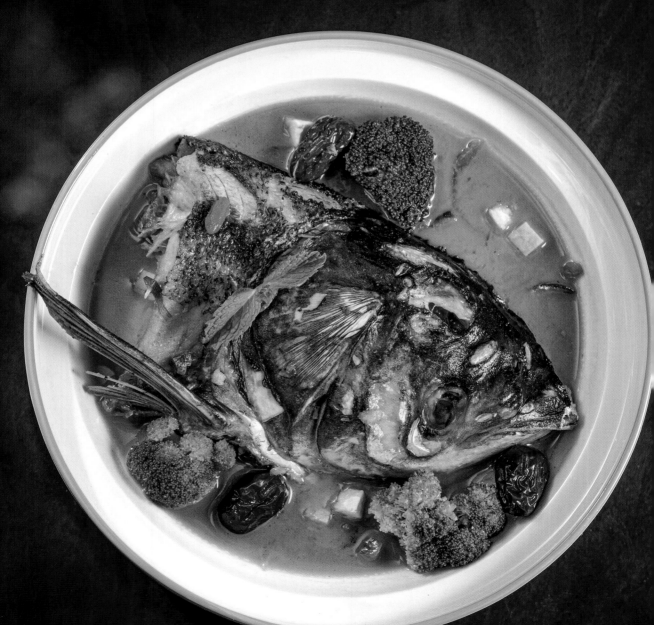

原料　鳙鱼头1个约750克，鲜紫苏叶20克，鲜薄荷叶20克，天麻20克，川芎10克，茯苓10克，白术10克，陈皮10克，煲仔酱、姜、葱、蒜、洋葱、胡椒粉、料酒等适量。

制作　将上述药材水煎30分钟，取汁待用。鱼头洗净砍块。砂锅放油，倒入姜片、葱段、蒜粒、洋葱丝爆香，将鱼头块依次摆入砂锅。将药汁、煲仔酱、胡椒粉、料酒调成糊状，淋在鱼头块上，再铺上部分药渣，盖上盖，中火焖15分钟，撒上紫苏丝、薄荷叶，盖上再焖5分钟即可。

功效　平肝息风，祛风通络。

方解　方中天麻为止眩晕良药，既可息肝风、平肝阳，又可祛外风，善治多种原因引起的眩晕、头痛；川芎辛散温通，善上行头目，能活血行气止痛，又长于祛风止痛，为治疗头痛要药；茯苓、白术、陈皮可健脾祛湿，助中焦气机运化。食材鳙鱼性温味甘，《本草求原》曰其能"暖胃，去头眩，益脑髓，老人痰喘宜之"。鳙鱼头与上述药材配伍，能引药上行至头部，健脑补髓，更好地发挥平肝息风、祛风通络的功效。

适用　眩晕、头痛、肩背酸痛、失眠健忘、肝阳上亢等人群的调养，以及亚健康人群的食养。

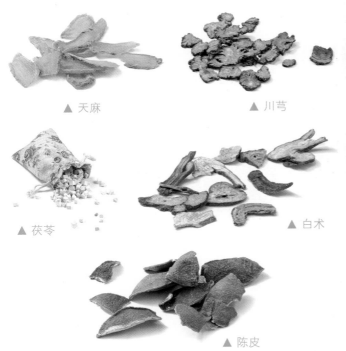

▲ 天麻　　▲ 川芎

▲ 茯苓　　▲ 白术

▲ 陈皮

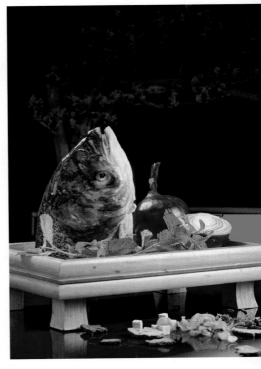

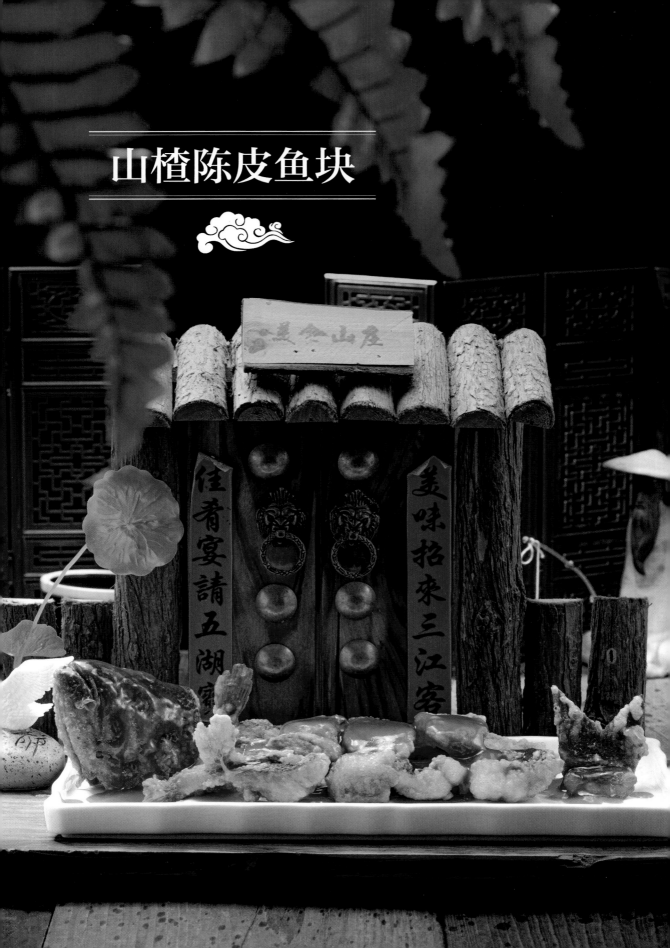

山楂陈皮鱼块

原料　鲈鱼 1 条约 600 克，干山楂片 15 克，陈皮 10 克，鸡蛋 1 个，淀粉、番茄沙司、姜、葱、蒜、料酒、生抽等适量。

制作　鲈鱼宰杀洗净砍块，用姜片、葱段、料酒、生抽腌制待用。干山楂片、陈皮用清水浸泡 20 分钟，水煎取汁（约 150 毫升）待用。热锅下油，在腌制好的鱼块中打入一个鸡蛋黄拌匀，裹上一层干淀粉，鱼块下锅炸至皮脆金黄，捞出。热锅下油，爆香姜片、葱段、蒜粒，加少许生抽，倒入药汁、番茄沙司，翻炒 3 分钟后调味勾芡，再浇到鱼块上即可。

功效　消食化积，健脾行气。

方解　方中山楂酸甘，性微温，长于消食化积，尤善消油腻肉食积滞，还兼行气散瘀，化浊降脂；陈皮辛香，长于行气消胀化湿，还能理气化痰宽胸。食材鲈鱼性平味甘，能益脾胃，补肝肾，常用于脾虚泻痢、消化不良、疳积、水肿等，《嘉祐本草》谓其"补五脏，益筋骨，和肠胃，治水气"。鲈鱼与陈皮、山楂一起烹制，有助健脾养胃，能共奏消食化积、健脾行气之功。

适用　脾胃气滞、脘腹胀满、食欲不振、反酸嗳气等人群，或高脂血症、冠心病等人群的调养。

注意　孕妇慎用。

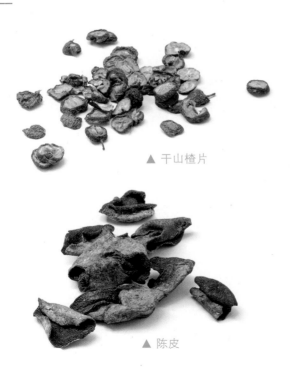

▲ 干山楂片

▲ 陈皮

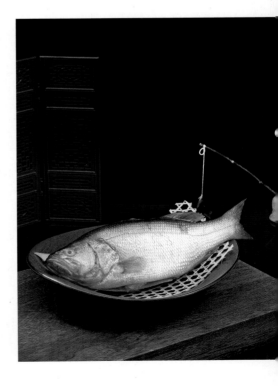

山楂陈皮鱼块　　　**79**

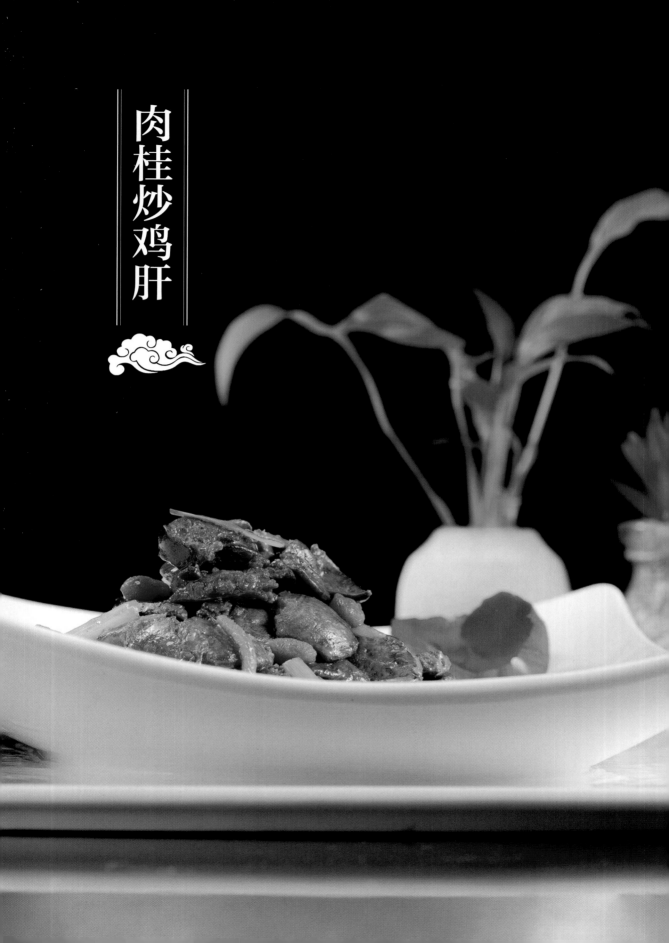

肉桂炒鸡肝

原料 鸡肝 250 克，肉桂 15 克，大枣、枸杞子、姜、葱、蒜、生抽、香油、淀粉等适量。

制作 肉桂水煎 20 分钟取汁，鸡肝改刀切片焯水，待用。热锅下油，爆香姜片、葱段、蒜粒，下鸡肝，加生抽翻炒，倒入肉桂药汁与大枣丝、枸杞子，小火焖至鸡肝熟透，淋上香油，撒上葱段，加适量淀粉水翻炒即可。

功效 温中助阳，益肾固精。

方解 方中肉桂性热味辛，入肝、肾，能补火助阳，善补命门火衰，引火归元。食材鸡肝入肾，能益肾固精止遗，《本草纲目》谓其能"止遗精，白浊，消渴"。鸡肝与肉桂合用，具有温中助阳、益肾固精的功效。

适用 阳虚质人群，或症见腰膝冷痛、手足欠温、夜尿频多、滑精遗尿、中焦虚寒、下元虚冷等人群的调养，以及亚健康人群的食养。

注意 阴虚火旺者慎用。

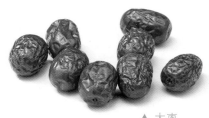

▲ 大枣

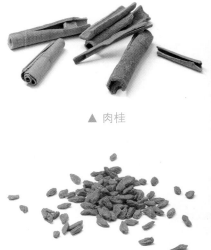

▲ 肉桂

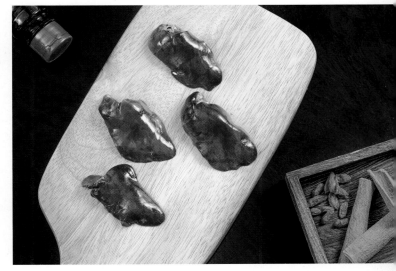

▲ 枸杞子

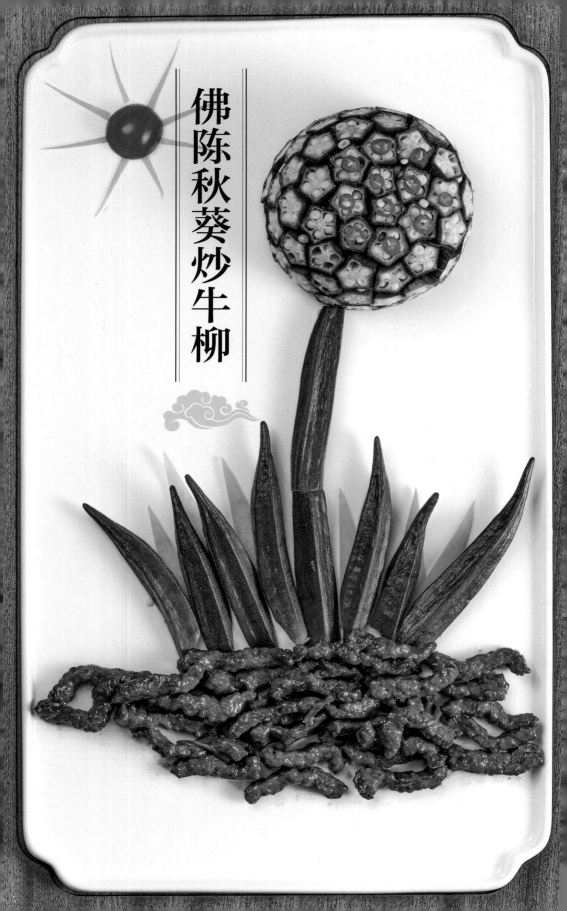

佛陈秋葵炒牛柳

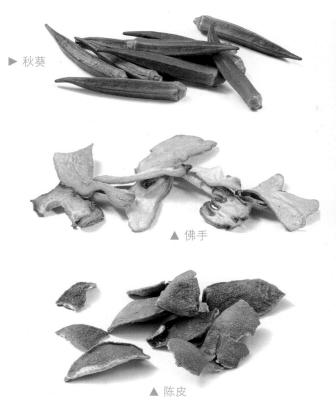

▶ 秋葵

▲ 佛手

▲ 陈皮

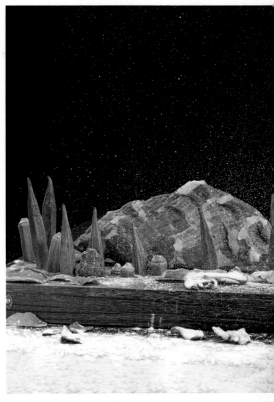

原料 牛肉 350 克，鲜秋葵 200 克，陈皮 15 克，佛手 10 克，姜、葱、蒜、蚝油、香油、生抽、淀粉等适量。

制作 将陈皮、佛手水煎 10 分钟，取汁待用。牛肉洗净改刀切条，腌制 10 分钟待用。秋葵洗净切段，用淡盐水焯 10 秒后捞起过冷水。热锅下油，放入姜片、葱段、蒜粒爆香，倒入牛肉翻炒，加生抽、蚝油爆炒，再下药汁及药渣焖 6 分钟，最后放入秋葵继续翻炒 2 分钟，调味，淋上香油，撒上葱段，加入淀粉水勾芡，即可。

功效 行气疏肝，健脾和胃。

方解 方中陈皮辛香走窜，能行气消胀、燥湿化痰；佛手善疏肝解郁，理气和胃止痛。食材秋葵具有健胃护肝的作用；牛肉味甘，能补脾胃，益气血，强筋骨，《名医别录》称其"主消渴，止呃泄，安中益气，养脾胃"。牛肉、秋葵可助陈皮、佛手补中健脾，共奏行气疏肝、健脾和胃之功。

适用 气郁质人群，或肝脾不和、肝气郁结、脾胃气滞、胸胁胀痛、脘腹胀满等人群的调养，以及亚健康人群的食养。

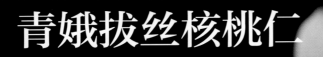

青娥拔丝核桃仁

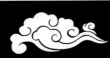

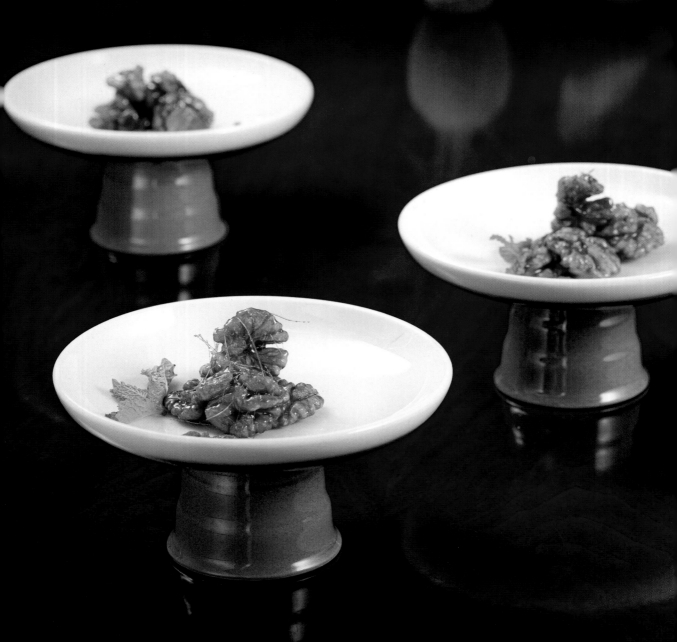

原料	核桃仁 150 克，盐杜仲 10 克，补骨脂 15 克，盐牛膝 10 克，冰糖 100 克。
制作	将盐杜仲、补骨脂、盐牛膝用清水浸泡 20 分钟后，水煎 30 分钟取浓汁待用。热锅倒入药汁、冰糖，慢火炒至糖完全融化，倒入核桃仁后立即关火，均匀翻炒至糖完全包裹核桃仁，夹出装盘即可。
功效	补肾助阳，强筋壮骨。
方解	此方出自《太平惠民和剂局方》的青娥丸。方中盐杜仲温补肝肾，强筋壮骨；补骨脂能温肾助阳，收敛固涩；盐牛膝性善下行，既能补益肝肾、强筋壮骨，又能活血通络。食材核桃仁为药食同源之品，能补肾温肺，润肠通便，《医林纂要》曰其能"补肾，润命门，固精，润大肠，通热秘，止寒泻虚泻"。药汁用糖浆调和后与核桃仁炒制，满足味蕾的同时还能起到补肾助阳、强筋壮骨的功效。
适用	阳虚质人群，或肾虚腰痛、腰膝酸软、下元虚冷、夜尿频数等人群的调养，以及亚健康人群的日常养护。
注意	请在医生指导下服用。

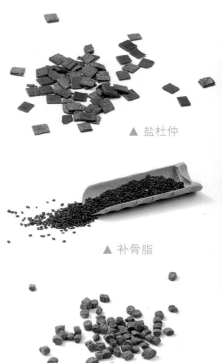

▲ 盐杜仲

▲ 补骨脂

▲ 盐牛膝

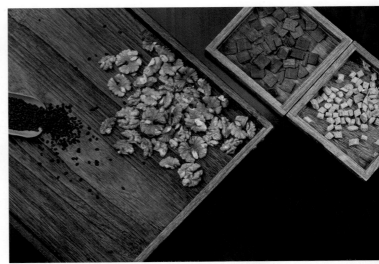

青娥拔丝核桃仁　85

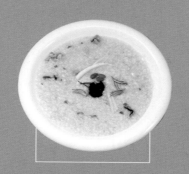

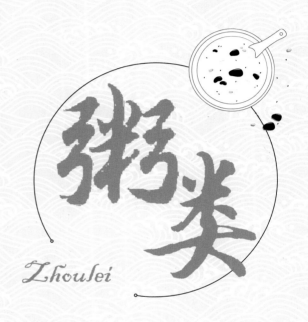

粥粒类

Zhoulei

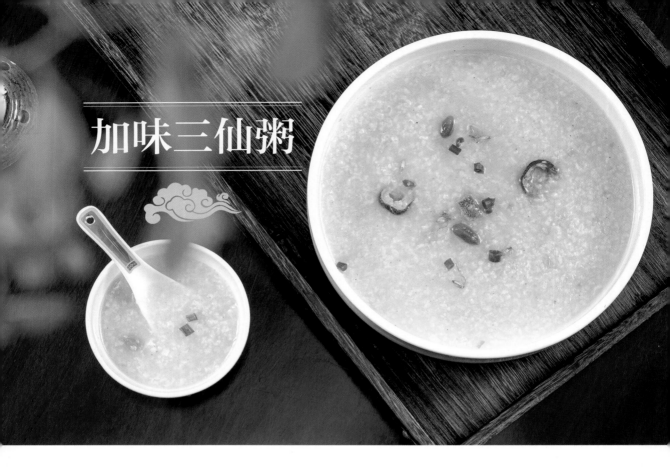

加味三仙粥

原料	粳米 200 克，神曲 15 克，干山楂片 10 克，麦芽 10 克，炒谷芽 10 克，陈皮 10 克，盐适量。
制作	将上述药材用纱布袋装好，用清水泡 20 分钟。粳米洗净入砂锅加水，放入药包与粳米同煮成粥，调味后撒上葱花，即可。
功效	健脾和胃，消食化积。
方解	此方由《慈禧光绪医方选议》中的加味三仙饮化裁而来。方中神曲、山楂、麦芽、谷芽均能健胃消食化积，神曲长于化酒食陈腐之积，山楂长于消肉食油腻之积，麦芽、谷芽长于消米面薯芋类食积；陈皮理气健脾，燥湿化痰。食材粳米性平味甘，归脾胃经，能健脾益气，《本草衍义》曰其能"平和五脏，补益胃气"。粳米与上述药材配伍，健脾和胃、消食化积之功更胜。
适用	脾胃虚弱、食积内停等人群，或症见脘腹胀满、食欲不振、倦怠乏力、嗳气反酸、大便溏烂等人群的调养。
注意	孕妇慎用。

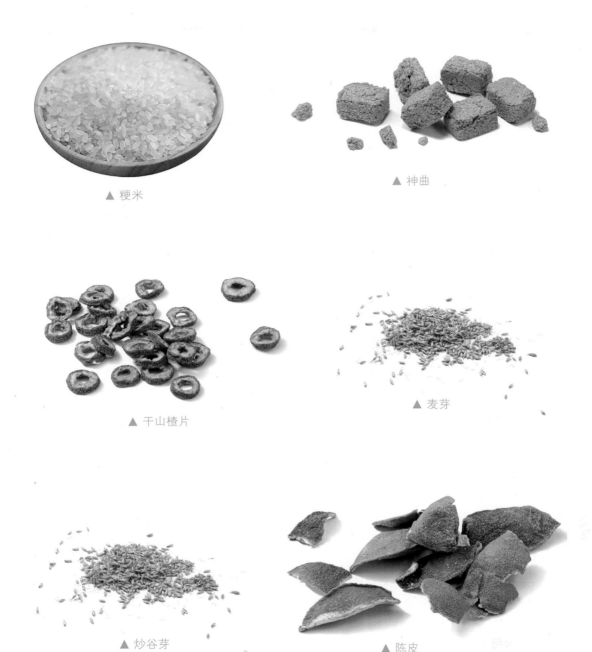

▲ 粳米

▲ 神曲

▲ 干山楂片

▲ 麦芽

▲ 炒谷芽

▲ 陈皮

加味三仙粥　　89

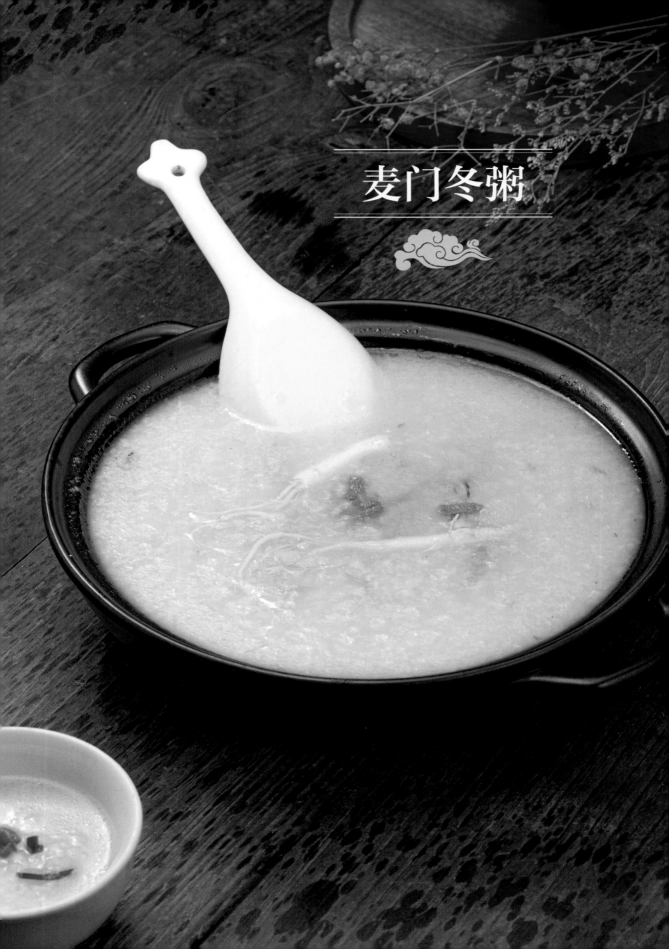

麦门冬粥

原料	粳米 200 克，麦冬 20 克，鲜人参 15 克，法半夏 6 克，炙甘草 3 克，大枣 10 克，冰糖适量。
制作	将上述药材水煎取汁，大枣去核切丝，待用。将药汁、大枣丝与粳米一同煮粥，加冰糖调味即可。
功效	益气养阴，清热润燥。
方解	此方由《金匮要略》中的麦门冬汤改良而来。方中麦冬既能养肺胃之阴，又能清肺胃之虚热；人参能补益脾肺之气，益气生津；少量法半夏能降逆下气，使麦冬滋而不腻；炙甘草、大枣能补中调和药性。食材粳米专入脾、胃，《日华子》曰其能"补中，壮筋骨，补肠胃"。粳米与上述药材结合，有培土生金之义，益气养阴、清热润燥之功更胜。
适用	胃阴不足、阴虚久咳、口干咽燥、阴虚火旺等人群的调养。
注意	请在医生指导下食用。

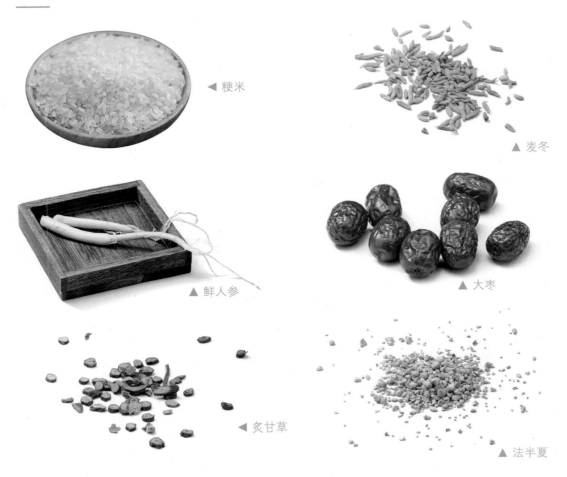

◀ 粳米

▲ 麦冬

▲ 鲜人参

▲ 大枣

◀ 炙甘草

▲ 法半夏

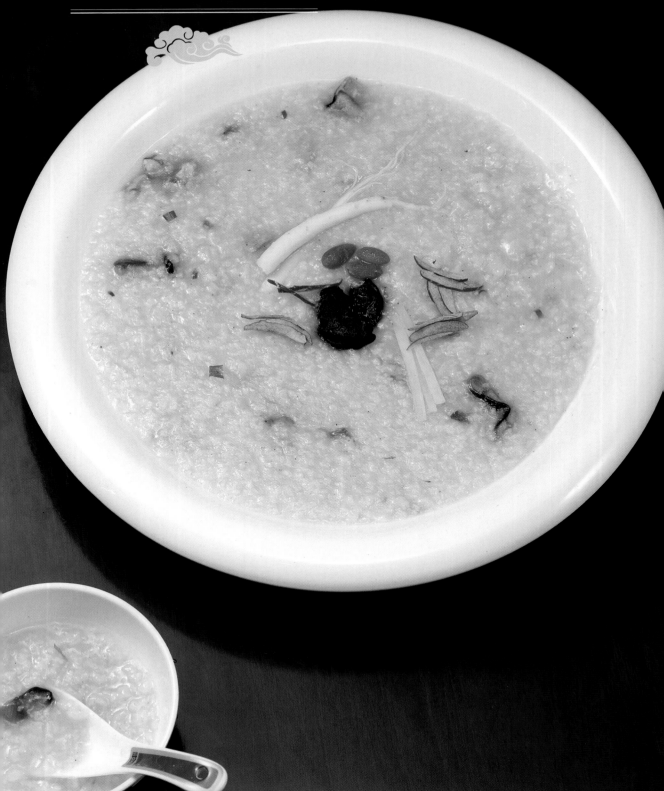

滋补黄鳝粥

原料 黄鳝 300 克，粳米 150 克，黄精 15 克，鲜人参 15 克，大枣、姜、葱、料酒、蚝油、盐适量。

制作 黄鳝杀好洗净，改刀切小段，加入姜丝、料酒、蚝油、盐腌制 10 分钟待用。把大枣切丝备用。黄精、鲜人参水煎 30 分钟后，将药汁、药渣、大枣丝及粳米一起倒入锅内煮成粥。待粥熬至九分熟后，加入鳝段，搅拌几次，盖上盖子，待有气泡冒出再打开，用勺子不停搅拌约 5 分钟，调味后撒上葱花即可。

功效 益气补血，养阴填精。

方解 方中黄精性平味甘，具有补气养阴、养气血、益精髓的作用，既顾先天之本肾，又顾后天之本脾胃；人参味甘、微苦，性微温，能补脾益肾、大补元气，两者结合能补气生血。食材黄鳝性温味甘，能益气血，补肝肾，强筋骨，《名医别录》中称其"主补中益血"。黄鳝与上述药材配伍，可助黄精养精血，助人参补气，更好地发挥益气补血、养阴填精的功效。

适用 气虚质、血虚质、阴虚质等人群的食养，或气血亏虚、肾精不足、贫血、体弱等人群以及术后病人的调养。

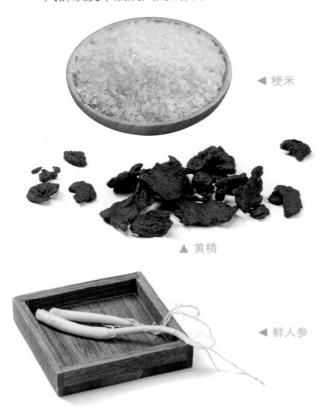

◄ 粳米

▲ 黄精

◄ 鲜人参

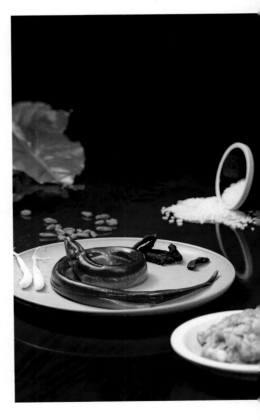

沙菀猪肝粥

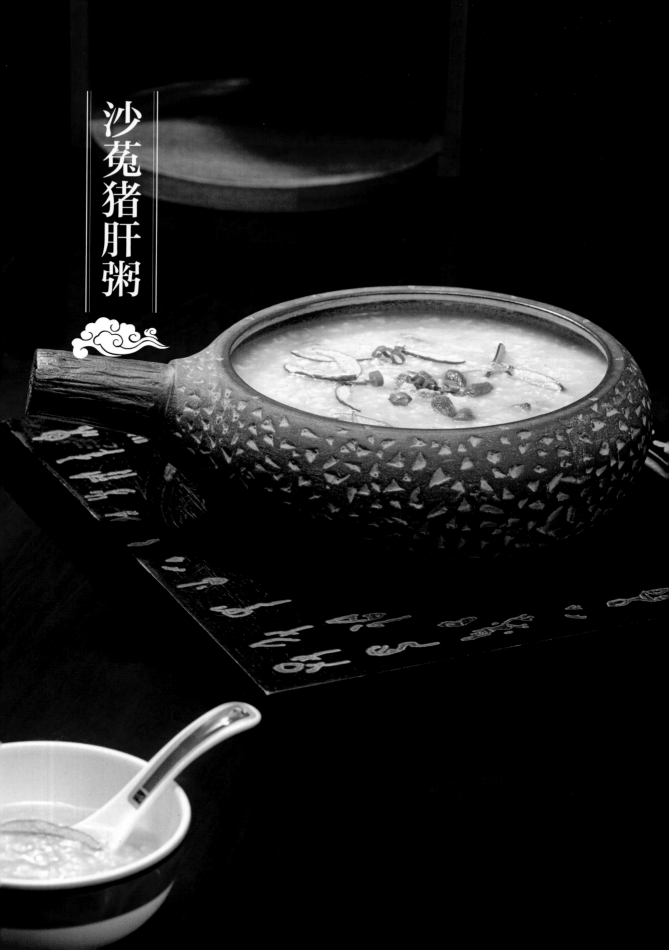

原料　粳米200克，猪肝100克，猪肉50克，沙苑子10克，菟丝子10克，枸杞子10克，姜、葱、胡椒粉、料酒、盐适量。

制作　沙苑子、菟丝子用纱布袋装好，水煎取汁待用。猪肝洗净切成小片，猪肉剁碎，加入姜丝、料酒等腌制好。粳米洗净，加药汁先煮成粥，粥煮熟前5分钟放入猪肝、猪肉和枸杞子，下胡椒粉、盐等调味，撒上葱花即可。

功效　补益肝肾，养肝明目。

方解　方中菟丝子为平补阴阳之品，能补肾阳，益肾精，养肝血；沙苑子及枸杞子均善补益肝肾，养肝明目。食材猪肝归肝脾经，能养肝明目，健脾养血，常用于肝虚目暗、夜盲、血虚萎黄等症。猪肝与菟丝子、沙苑子、枸杞子合用，能尽其所长，使补益肝肾、养肝明目之功更胜。

适用　阴虚质、阳虚质、血虚质等人群，或症见头晕目眩、双眼干涩、头晕眼花等人群的调养。

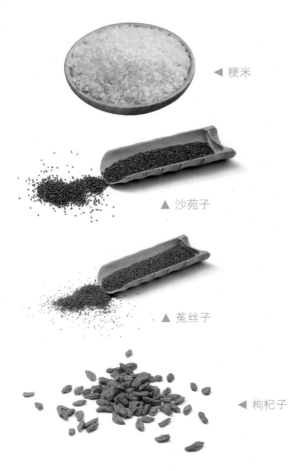

◀ 粳米

▲ 沙苑子

▲ 菟丝子

◀ 枸杞子

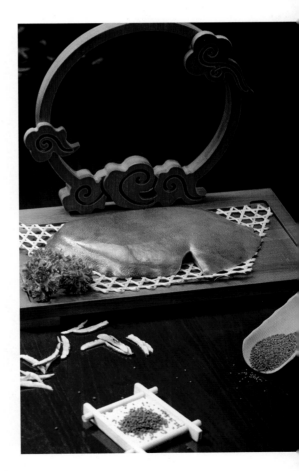

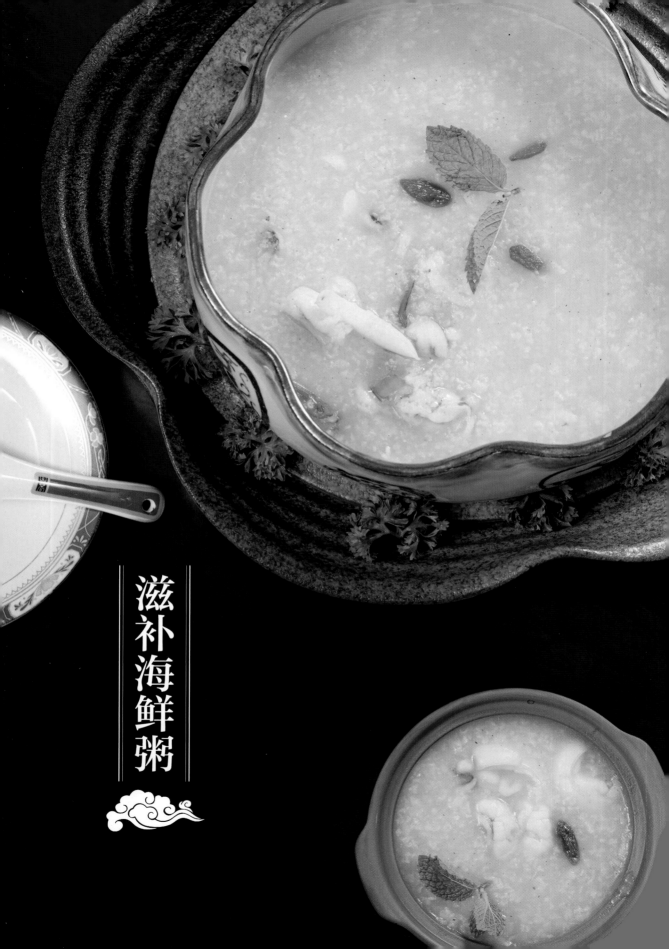

滋补海鲜粥

原料 粳米 200 克，牡蛎肉 50 克，墨鱼 50 克，鲜虾仁 50 克，天冬 20 克，石斛 15 克，莲子 50 克，姜、葱、料酒、盐适量。

制作 将天冬、石斛先水煎 30 分钟取汁待用，莲子去芯后与粳米及药汁一同煮成粥。将海鲜洗净，墨鱼改刀切丝，焯水 1 分钟。热锅下油，放入姜片、葱段爆香，下牡蛎肉、鲜虾仁翻炒约 3 分钟，加料酒及适量水煮 2 分钟后，连同墨鱼一起倒入粥中，搅拌均匀，再熬制 8 分钟，下盐调味，撒上葱花即可。

功效 滋阴养血，清热润燥。

方解 方中天冬能滋肺肾之阴，润燥降火；石斛善滋胃肾之阴，生津润燥；莲子补肾健脾，三者合用可滋养肺、胃、肾三焦之阴。牡蛎肉、墨鱼均能滋阴养血，《医林纂要》谓牡蛎"清肺补心，滋阴养血"，虾仁功善补肾，养阴息风。滋阴养血的海鲜食材与滋润的中药材相结合，可增精血生化之源，与粳米一起煮粥，益气健脾，可防全方过于滋腻碍脾，更好地起到滋阴养血、清热润燥的功效。

适用 阴虚质、血虚质等人群，或气血亏虚、气虚津亏和症见口干多饮、干咳久咳、头晕心悸等人群的调养，以及亚健康人群的日常养护。

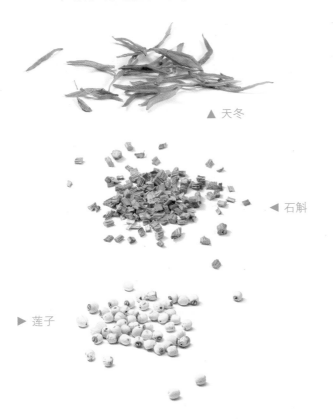

▲ 天冬

◀ 石斛

▶ 莲子

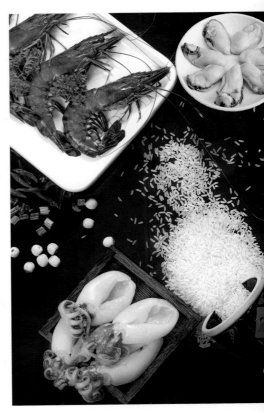

滋补海鲜粥　　**97**

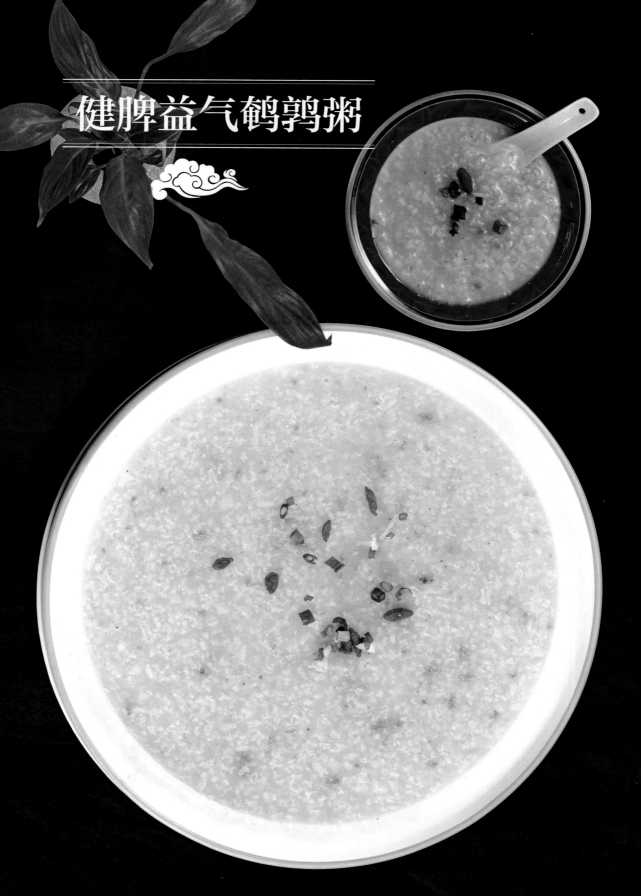

健脾益气鹌鹑粥

原料	粳米 200 克，鹌鹑 2 只，猪肉 50 克，党参 15 克，黄芪 10 克，白术 10 克，姜、葱、料酒、蚝油、盐等适量。
制作	上述药材先水煎取汁，粳米洗净入砂锅，加入药汁同煮成粥。鹌鹑去大骨取肉剁碎，猪肉剁碎，一起放入姜丝、料酒、蚝油腌制后倒入煮好的粥内，慢火再煮 10 分钟，下盐调味，撒上葱花即可。
功效	补中益气，健脾养胃。
方解	方中党参能健脾补肺，益气生津；黄芪为补益脾气之要药，还能升阳举陷，固表止汗；白术不仅能益气健脾，还能燥湿利水。食材鹌鹑能补中益气健脾，《滇南本草》谓其能"治一切诸虚百损，强筋壮骨，生津，明目，长智"。鹌鹑与上述药材结合，更能发挥补中益气、健脾养胃的功效。
适用	气虚质、血虚质、特禀质等人群，或气短乏力、声低懒言、脾胃虚弱、食欲不振、肺卫不固、反复感冒、汗多等人群的调养，以及亚健康人群的食养。

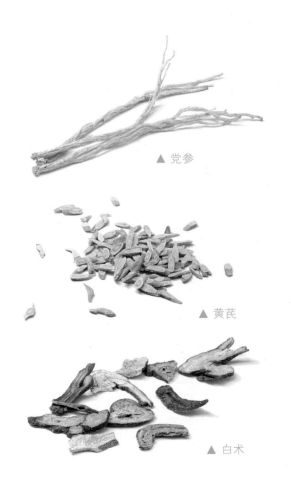

▲ 党参

▲ 黄芪

▲ 白术

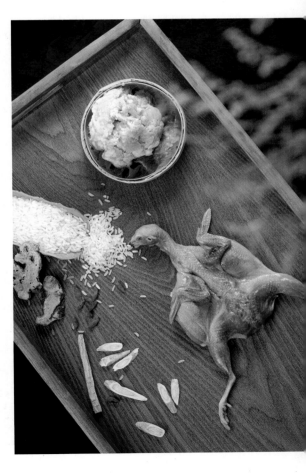

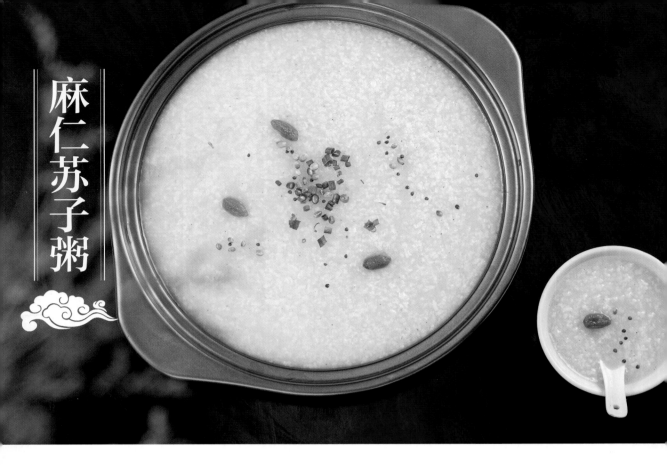

麻仁苏子粥

原料 粳米 200 克，炒紫苏子 50 克，火麻仁 50 克，胡椒粉、葱、盐等适量。

制作 将炒紫苏子和火麻仁用纱布袋装好，与粳米、清水一起煮成粥，再放入胡椒粉、盐调味，撒上葱花即可。

功效 降气平喘，润肠通便。

方解 方中紫苏子能降气平喘，润肠通便；火麻仁质润多脂，善润肠通便，还能滋养补虚。紫苏子、火麻仁与食材粳米一起熬制，能生津润燥，更好地发挥降气平喘、润肠通便的功效。

适用 老年人、产妇便秘，或症见大便干结、咳嗽气喘等人群的调养。

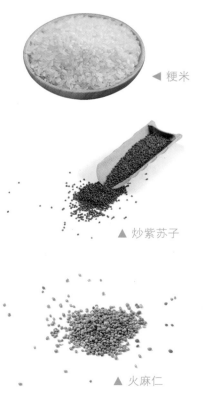

◀ 粳米

▲ 炒紫苏子

▲ 火麻仁

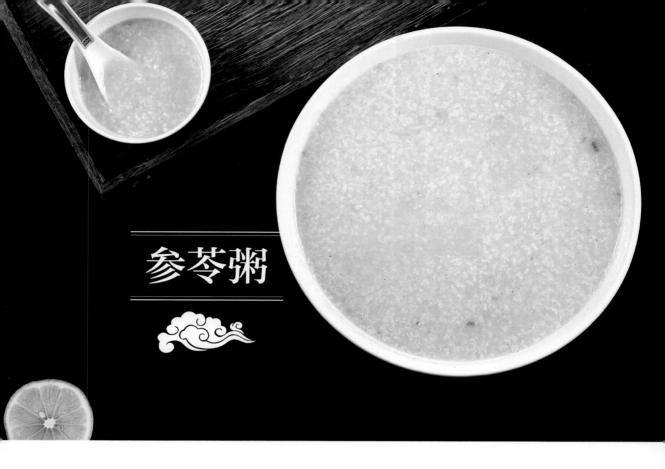

参苓粥

原料	粳米 150 克，鲜人参 10 克，茯苓 15 克，生姜 15 克，盐适量。
制作	将鲜人参、茯苓先水煎取汁，用药汁与粳米、生姜同煮成粥，下盐调味即可。
功效	益气补虚，健脾养胃。
方解	此方出自《圣济总录》。方中人参大补元气，为补脾胃之要药；茯苓能健脾渗湿止泻；生姜温中健胃、止呕。食材粳米能益脾养胃，常用于脾胃气虚、食少纳呆、乏力等症。粳米与上述药材合用，补益作用更佳，益气补虚、健脾养胃之功更胜。
适用	气虚质、脾胃虚弱、胃气不和等人群，或症见不思饮食、少气懒言、倦怠无力、面色萎黄、反胃呕吐、大便溏稀等人群的调养，以及亚健康人群的食养。

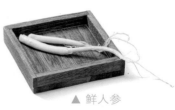

▲ 鲜人参

▲ 茯苓

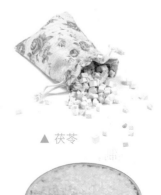

▲ 粳米

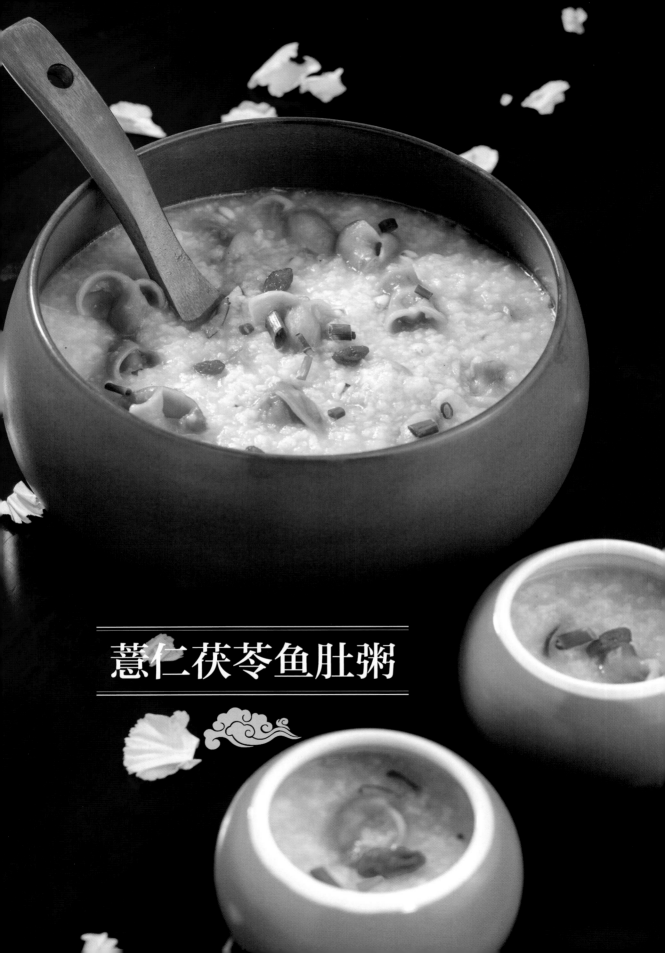

薏仁茯苓鱼肚粥

原料	粳米 150 克，鲜鱼肚 50 克，薏苡仁 30 克，茯苓 15 克，姜、盐等适量。
制作	鱼肚洗净待用。将薏苡仁、茯苓用清水浸泡 30 分钟后与粳米一起煮粥，粥熟后加入鱼肚、姜片再煮 5 分钟，下盐调味即可。
功效	健脾祛湿，利水消肿。
方解	方中薏苡仁健脾止泻，利水渗湿；茯苓甘淡，药性平和，能健脾渗湿利水，二者均能健脾补中，又能利水消肿，利水而不伤正。薏苡仁、茯苓配合入脾胃经的鱼肚和粳米，健脾养胃之力更佳，共奏健脾祛湿、利水消肿之功。
适用	脾虚湿困、水肿停滞、脾胃虚弱、脾虚泄泻等人群的调养，以及亚健康人群的食养。
注意	孕妇慎用。

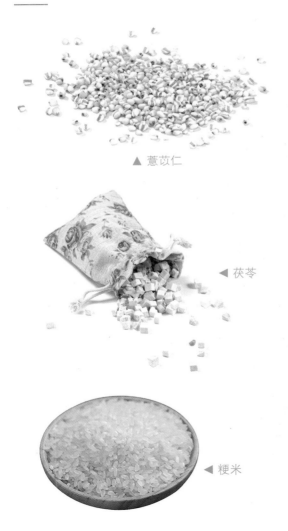

▲ 薏苡仁

◀ 茯苓

◀ 粳米

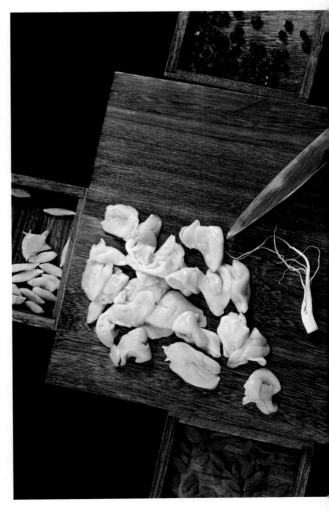

薏仁茯苓鱼肚粥　　103

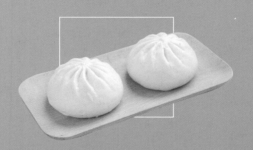

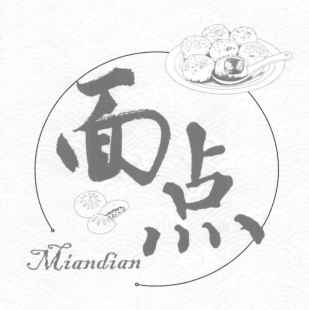

面点

Miandian

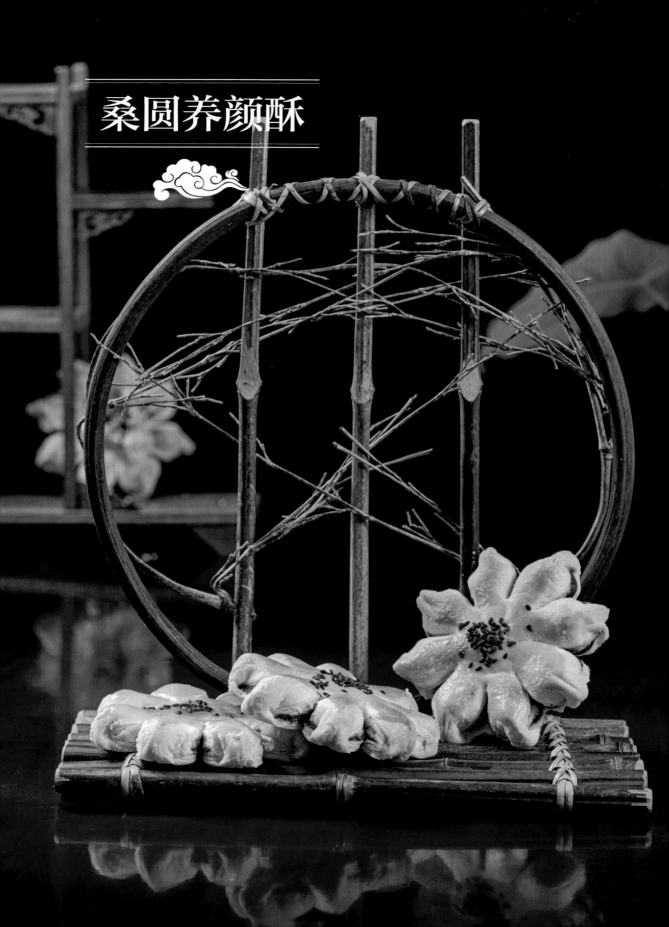

桑圆养颜酥

原料 桑葚干50克，龙眼肉50克，黑芝麻50克，大枣（去核）30克，中筋面粉120克，低筋面粉95克，黄油140克，白砂糖10克，草莓粉、蛋黄液等适量。

制作 将桑葚干、龙眼肉、黑芝麻、大枣混合，加入适量水，蒸熟后放入破壁机打成浆，浆料加入适量低筋面粉后揉搓成光滑的馅心。将中筋面粉、黄油、白砂糖混合揉成光滑的面团，包上保鲜膜静置松弛10分钟，制作油皮。将低筋面粉、黄油、草莓粉、蛋黄液混合揉成光滑的面团，包上保鲜膜静置松弛10分钟，制作油酥。馅心、油皮、油酥各分成12等份，盖上保鲜膜备用。将油皮包裹油酥后，用擀杖擀成长舌状，然后卷起，盖上保鲜膜静置松弛10分钟。松弛好的面卷竖着再擀成长条，然后卷起，盖上保鲜膜继续静置松弛10分钟。松弛好的面卷两边往中间收，用擀杖擀成厚圆面皮，面皮包裹做好的馅心，收紧封口。封口朝下轻按成平整的圆形后，用刀均匀地切出5～6个口，捏成花瓣状，涂上蛋黄液，撒上黑芝麻，放入烤箱设170℃烤20分钟即可。

功效 滋阴补血，养颜安神。

方解 方中桑葚善滋阴补血，《滇南本草》谓其能"益肾脏而固精，久服黑发明目"；龙眼肉善补心脾，益气血安神，为常用滋补药食两用之品，《本草药性大全》谓其能"养肌肉，美颜色，除健忘"；黑芝麻有补肝肾、益精血、乌须明目之功；大枣能益气养血安神。上述四种药材均为药食同源之品，口感香甜，一起熬制入馅，不仅能滋阴补血，养颜安神，还能成为一道让人回味无穷的点心。

适用 血虚质、阴虚质、气虚质人群，或气血亏虚、肝血亏虚、心脾两虚、肝肾不足等人群的调养，以及亚健康人群的食养。

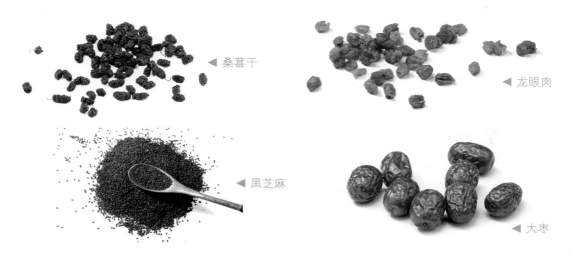

◀ 桑葚干

◀ 龙眼肉

◀ 黑芝麻

◀ 大枣

健脾烧卖

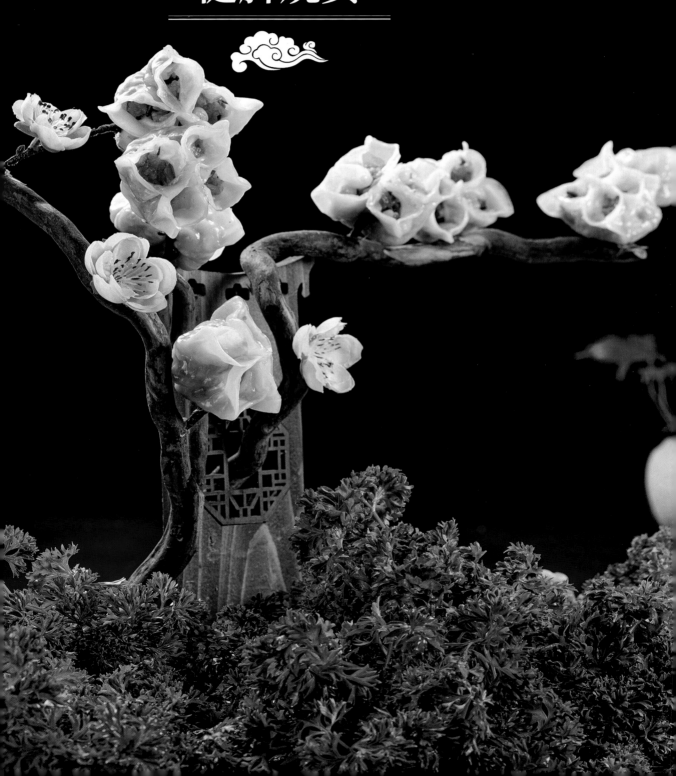

原料　瘦肉 100 克，糯米饭 200 克，胡萝卜 50 克，青椒 50 克，玉米粒 50 克，党参 20 克，茯苓 20 克，白术 15 克，砂仁 10 克，陈皮 10 克，香菇 50 克，饺子皮 20 张，生抽、蚝油等适量。

制作　将上述药材打成粉。再将瘦肉剁碎，香菇泡水后与胡萝卜、青椒一起切碎，加入药材粉以及生抽、蚝油拌匀，再和糯米饭一起拌匀。将饺子皮擀大后，放入馅包成烧卖状，点缀少许玉米粒，入蒸箱，蒸 15 分钟即可。

功效　健脾行气，化湿开胃。

方解　方中党参味甘性平，能益气健脾补肺；茯苓健脾渗湿止泻；白术不仅能益气健脾，还能燥湿利水，三者同为经方四君子汤的组方。砂仁长于化湿醒脾开胃，陈皮辛香走窜，行气燥湿消胀，二者与三味健脾药材合用，能助行气化滞，醒脾开胃。食材糯米性温味甘，能健脾补中益气，常用于脾胃虚寒、食养不振、脾虚泄泻等症，可长上述药材健脾之力，健脾行气、化湿开胃之功更胜。

适用　脾胃亏虚、脾虚湿困等引起的食欲不振、脘腹胀满、嗳气反酸、脾虚泄泻等人群的调养，以及亚健康人群的食养。

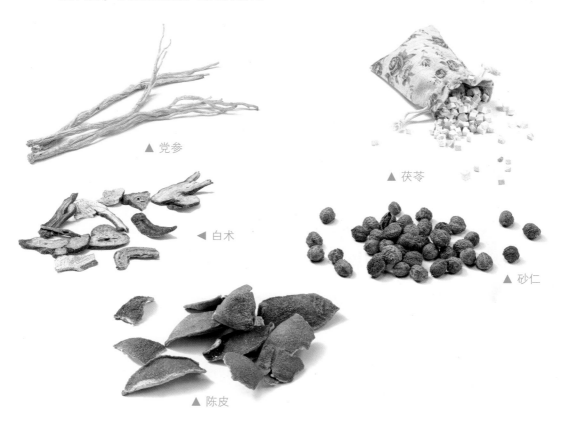

▲ 党参

▲ 茯苓

◀ 白术

▲ 砂仁

▲ 陈皮

山药茯苓饼

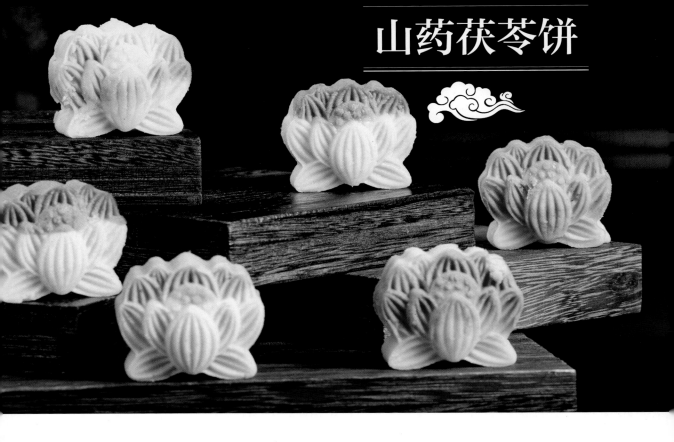

原料	山药粉 50 克，茯苓粉 200 克，蜂蜜适量。
制作	将山药粉、茯苓粉烤熟后放到盆中，用蜂蜜、凉开水混合拌匀至能揉成团的状态。分成 30 克一个坯子，放到饼模中，压成饼状。
功效	健脾补肾，渗湿止泻。
方解	方中山药性平味甘，为补太阴脾土之要药，能健脾胃，益肾气，补益中还兼收涩；茯苓健脾和胃，渗湿止泻，为益脾逐水之良药。二者合用能健脾补肾，渗湿止泻，配伍适量的蜂蜜，不仅能调和口感，还能调补脾胃，健脾补肾、渗湿止泻之功更胜。
适用	脾虚湿困、水肿、脾胃虚弱、脾虚泄泻、脾肾亏虚等人群的调养，以及亚健康人群的食养。

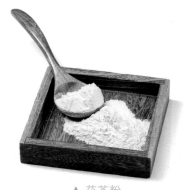

▲ 茯苓粉

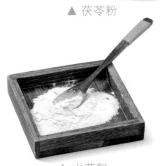

▲ 山药粉

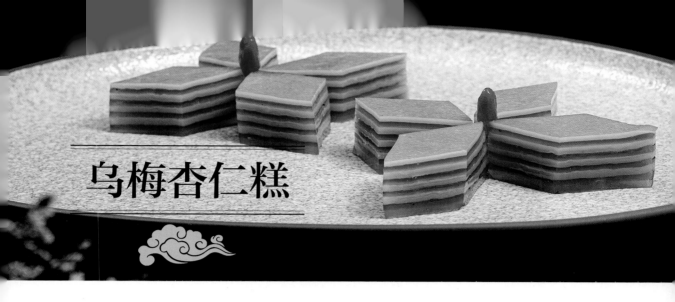

乌梅杏仁糕

原料	马蹄粉 250 克，牛奶 200 毫升，白砂糖 150 克，乌梅 50 克，甜杏仁粉 50 克，清水 1300 毫升。
制作	乌梅用温水泡软，去核，留乌梅肉后加入适量的水，放入破壁机打成乌梅汁。

制作乌梅浆：750 毫升清水分成两等份，一份加 125 克马蹄粉，搅拌均匀；另一份加 100 克白砂糖及乌梅汁，煮 10 分钟后加入 2 勺马蹄粉水，煮至稀稠状，再全部倒入马蹄粉水，搅拌均匀即可。

制作杏仁浆：550 毫升清水分成两等份，一份加 125 克马蹄粉、甜杏仁粉及 200 毫升牛奶，搅拌均匀；另一份加 50 克白砂糖，煮开后加入 2 勺混合粉水，煮至稀稠状，再全部倒入混合粉水，搅拌均匀即可。

准备好平底盘，放入上汽的蒸锅，先加入少量乌梅浆，铺平后约 3 毫米厚，蒸 2 分钟凝固后再加入少量杏仁浆，蒸至凝固。重复以上步骤，铺约九层后蒸至熟透。

将蒸好的乌梅杏仁糕出锅，冷却凝固，切块摆盘即可。

功效	敛肺降气，润肺止咳。
方解	方中乌梅味酸性收敛，入肺经，能敛肺气，止咳嗽，还能生津润燥。《本草纲目》记载"乌梅肉，御米壳（去筋膜，蜜炒）。等分为末。每服二钱，睡时蜜汤调下"，治久咳不愈。甜杏仁能宣发肺气，止咳平喘。两者合用可敛肺降气，润肺止咳。乌梅味酸，与甜杏仁一同做成爽滑可口的乌梅杏仁糕，老少皆宜。
适用	肺虚、肺燥引起的久咳、咳嗽咳痰、干咳等人群的调养，以及亚健康人群的食养。

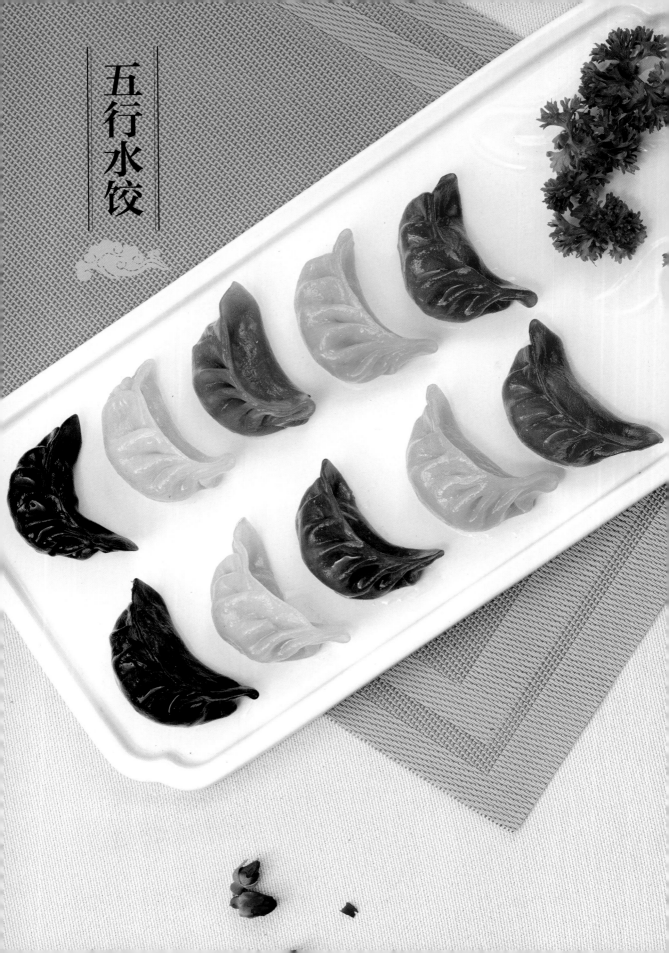

五行水饺

原料　面粉500克，桑葚干50克，南瓜100克，玫瑰茄50克，菠菜100克，茯苓粉30克，猪肉、牛肉、羊肉、鸡胸肉、香芹、大葱、韭菜、白萝卜、香菇、姜、葱等适量。

制作　桑葚干、南瓜、玫瑰茄、菠菜分别加入少许清水用破壁机打汁。茯苓粉30克、清水40毫升与100克面粉和面，做成白色面团。菠菜汁、桑葚汁、玫瑰茄汁、南瓜汁各取40毫升与100克面粉和面，做成青、黑、红、黄四种颜色面团。牛肉和香芹、猪肉和韭菜、羊肉和大葱、猪肉和白萝卜、鸡胸肉和香菇分别剁碎，拌匀，调味，做成五种饺子馅。

功效、方解及适用

茯苓猪肉萝卜饺（白色，对应金）：主肺。白萝卜归肺经，不仅能清热化痰生津，还能消食除胀；茯苓能健脾利湿，以培土生金；两者搭配猪肉以养阴润燥，具有清热化痰、健脾消食的功效。适用于肺气不足、肺肾亏虚、脾肺两虚、肺虚久咳等人群的调养，以及亚健康人群的食养。

菠菜猪肉韭菜饺（青色，对应木）：主肝。菠菜入肝经，能平肝养血；韭菜亦入肝经，能充肝气化瘀，具有疏肝养血的功效；猪肉在《本经逢原》中谓之"精者，补肝益血"，三者合用更能突出疏肝养血的功效。适用于气郁质、肝血亏虚、肝气不舒、肝气郁结等人群的调养，以及亚健康人群的食养。

桑葚羊肉大葱饺（黑色，对应水）：主肾。桑葚入肾经，能益肾阴，养肝血；葱白性温味辛，能通阳，安中，利五脏；羊肉归肾经，补肾壮阳，温中养血；三者配伍，能更好地起到补肾养血的功效。适用于肾气亏虚、肝肾亏虚、肝血不足等人群的调养，以及亚健康人群的食养。

洛神牛肉芹菜饺（红色，对应火）：主心。玫瑰茄又称洛神花，能活血补血降压；香芹归心肺经，能补虚祛瘀；牛肉善益气补血，三者结合具有补虚活血祛瘀之功。适用于血瘀质、血虚质、气虚质等人群的调养，以及亚健康人群的食养。

南瓜鸡肉香菇饺（黄色，对应土）：主脾。南瓜入脾胃经，能补益脾胃；香菇能健脾开胃，扶正补虚；两者与益气健脾之鸡肉合用，能共奏健脾养胃补虚之功。适用于脾胃亏虚、脾胃不和、气短乏力、腹胀腹痛等人群的调养，以及亚健康人群的食养。

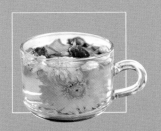

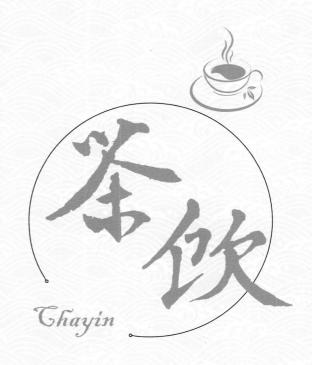

茶飲

Chayin

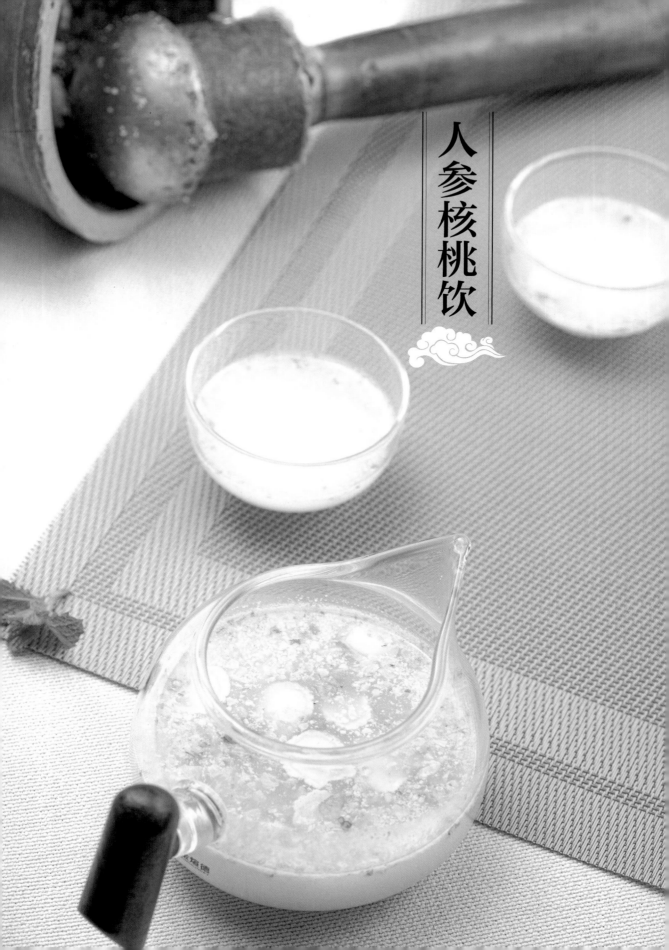

人参核桃饮

原料　人参 3 克，核桃仁 10 克。

制作　核桃仁打碎后，与人参片一起加 400 毫升清水煮沸，小火再煮 20 ～ 30 分钟，代茶饮用。

功效　补肺益肾，纳气平喘。

方解　人参大补元气，长于补肺肾之气；核桃仁性温味甘、涩，补肾益精，润肺定喘，《本草纲目》谓其能"补气养血，润燥化痰，益命门，利三焦，温肺润肠"。两者合用能发挥补肺益肾、纳气平喘之功。

适用　肺肾不足、肾不纳气所致的喘咳、气短等人群的调养，以及亚健康人群的食养。

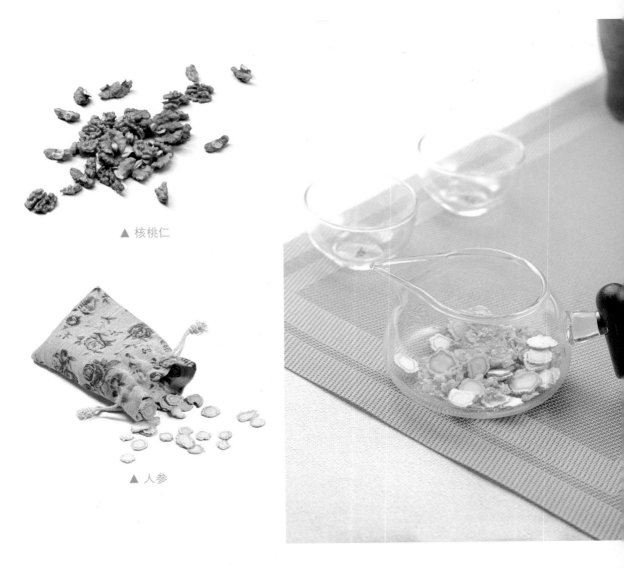

▲ 核桃仁

▲ 人参

茶饮

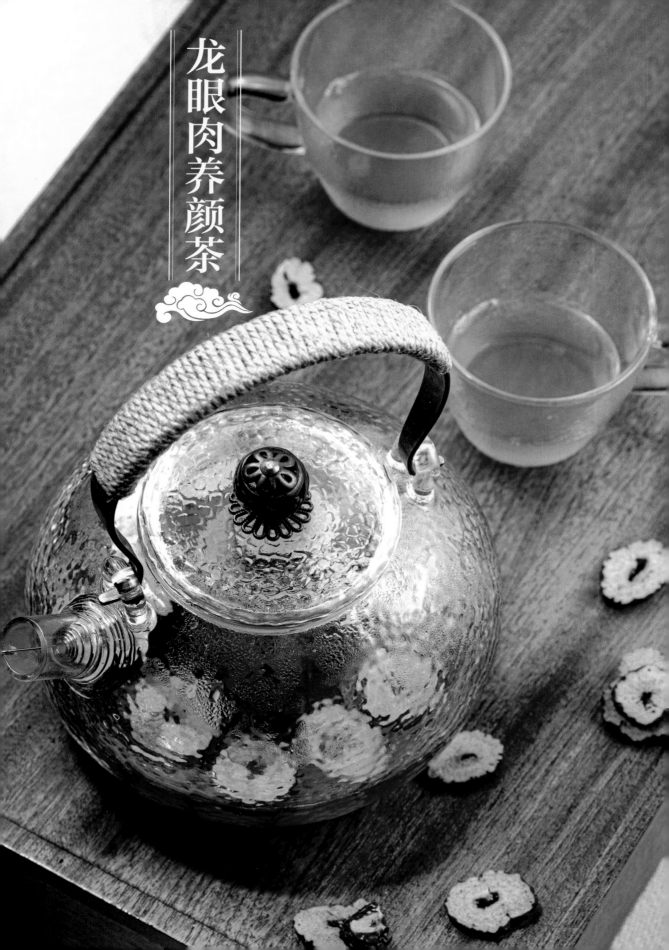

龙眼肉养颜茶

原料　龙眼肉 10 克，玫瑰茄 15 克，大枣片 10 克，红糖适量。

制作　上述材料加入 600 毫升清水，煮沸后再小火煮 5 分钟，代茶饮用。

功效　补血养颜，宁心安神。

方解　方中龙眼肉能补心脾，益气血，安神，《本草药性大全》谓其能"养肌肉，美颜色，除健忘，却怔忡"；玫瑰茄味酸，具有美容养颜、清热解毒的功效；大枣性温味甘，归心脾经，善补脾胃，益气血，《吴普本草》中载其"主调中益脾气，令人好颜色，美志气"。《医林纂要》中谓红糖有"暖胃，补脾，缓肝，祛瘀，活血，润肠"之效，与龙眼肉、玫瑰茄、大枣搭配不仅能调和口感，还能助活血补血，共奏补血养颜、宁心安神之功。

适用　血虚质、阴虚质人群，或气血亏虚、面色萎黄、心神不宁、失眠、心悸、神经衰弱等人群的调养。

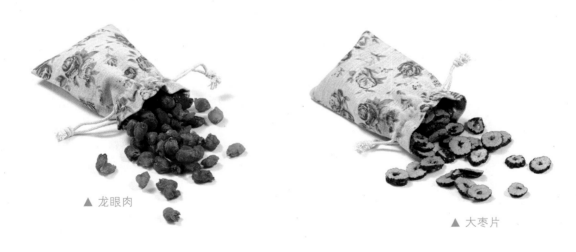

▲ 龙眼肉　　　　　　　　　　▲ 大枣片

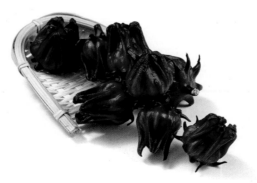

▲ 玫瑰茄

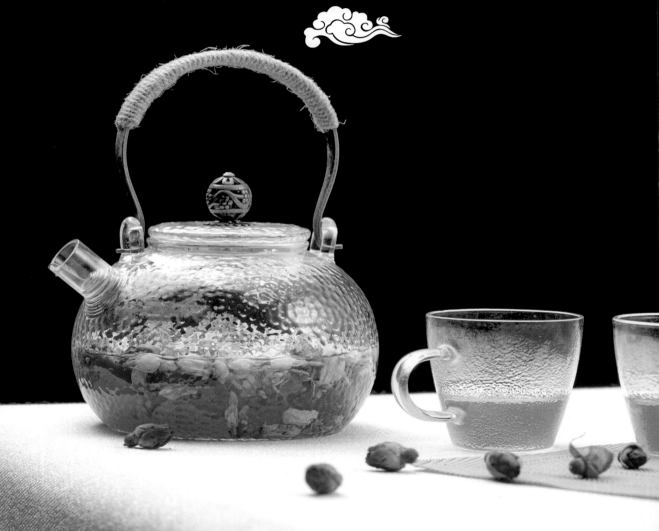

三花疏肝茶

原料　玫瑰花 5 克，茉莉花 2 克，代代花 1 克，大枣片 10 克，红糖适量。

制作　上述食材加入 600 ～ 800 毫升清水，煮沸后再小火煮 5 分钟，代茶饮用。

功效　舒肝理气，行气解郁。

方解　方中玫瑰花性温味甘、微苦，能理气解郁，和血调经，《本草正义》曰"玫瑰花，香气最浓，清而不浊，和而不猛，柔肝醒脾，流气活血"；茉莉花性温味辛、微甘，能平肝解郁，理气止痛；代代花又称枳壳花，归肝脾经，能疏肝解郁，行气消食。玫瑰花、茉莉花、代代花三花合用，加上补中益气、养血安神的大枣，佐以性温味甘的红糖，能补脾缓肝，舒肝理气、行气解郁之功更胜。

适用　气郁质、血瘀质人群，或肝气郁结、情志抑郁、肝脾不和、腹胀纳差、口干口苦等人群的调养。

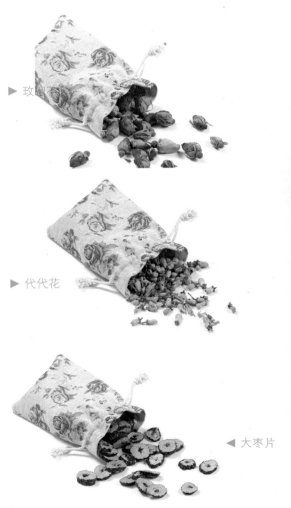

▶ 玫瑰花

▶ 代代花

◀ 大枣片

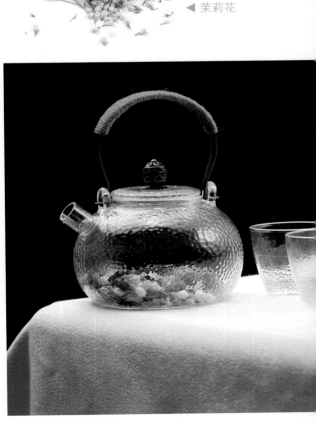

◀ 茉莉花

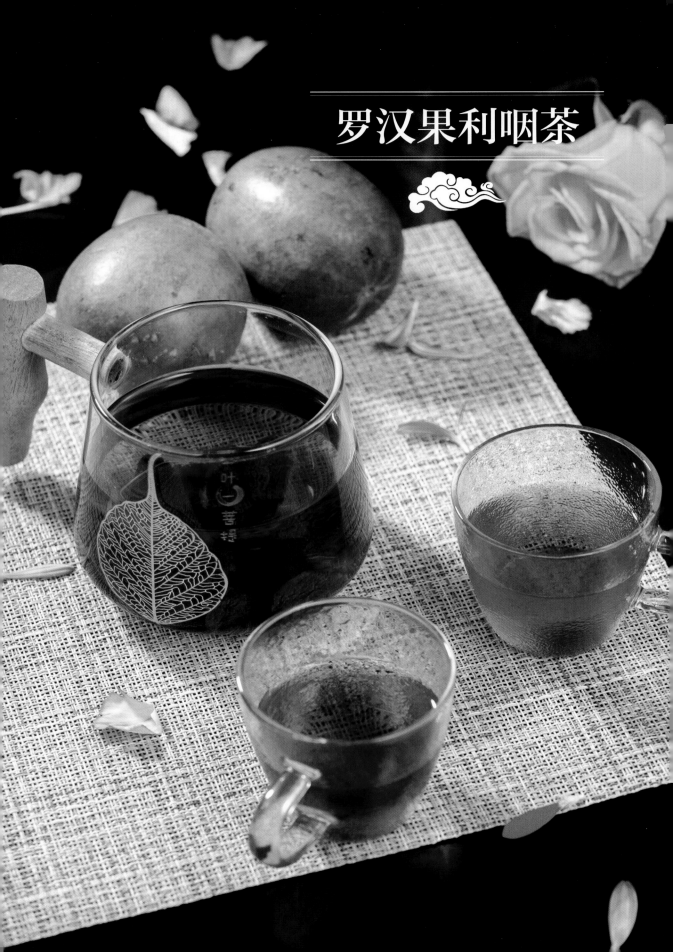

罗汉果利咽茶

原料	罗汉果 5 克，青果 5 克，玄参 5 克。
制作	将上述药材加入 600～800 毫升清水，煮沸后再小火煮 10 分钟，代茶饮用。
功效	清热利咽，润肺生津。
方解	方中罗汉果性凉味甘，能清热润肺，利咽开音；青果甘酸化阴，能清热解毒，利咽生津；玄参善入血分，能滋阴降火，清热解毒散结，三者合用，能共奏清热利咽、润肺生津之功。
适用	症见咽喉肿痛、声音嘶哑、干咳久咳、咽干口燥、烦热口渴等人群的调养。

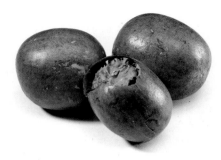

▲ 罗汉果

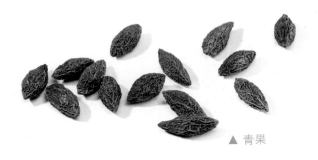

▲ 青果

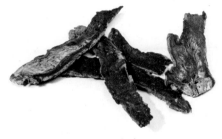

▲ 玄参

罗汉果利咽茶　　**123**

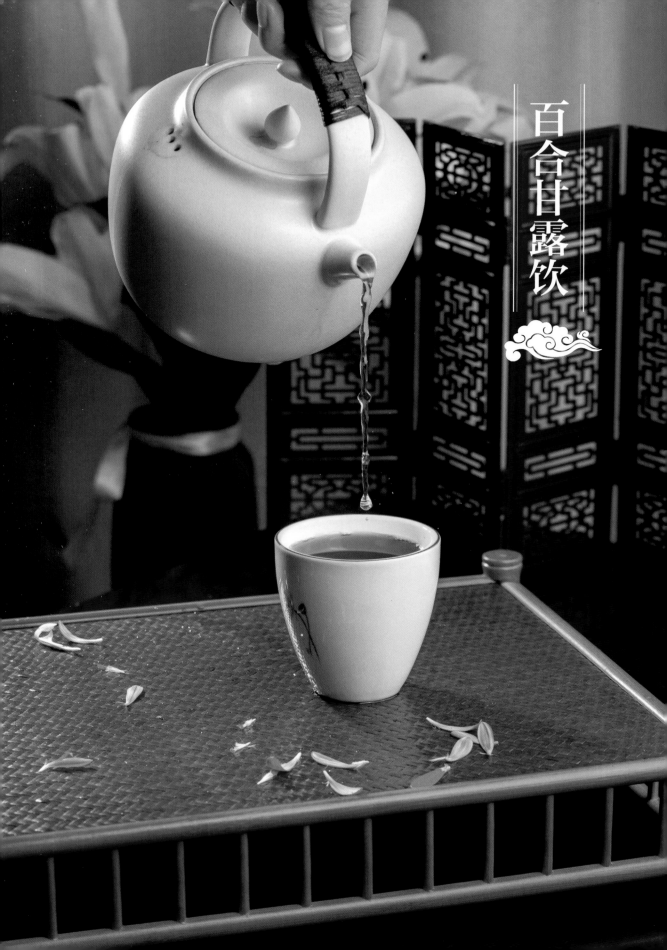

百合甘露饮

原料　百合 10 克，石斛 5 克，麦冬 5 克，玉竹 5 克，生地黄 10 克，甘蔗 100 克。

制作　将上述药材、食材加入 600 毫升清水，煮沸后再小火煮 20 分钟，代茶饮用。

功效　养阴润肺，益胃生津。

方解　方中百合能清肺热，补肺阴，有养阴润肺止咳之功；石斛长于清胃热，滋胃阴，
　　　生津止渴；麦冬、玉竹不仅能清肺热，养肺阴，还能清胃热，滋胃阴；生地黄甘
　　　寒质润，善入营血分，清热养阴。上述药材配伍甘寒养阴生津的甘蔗，能更好地
　　　起到养阴润肺、益胃生津的功效。

适用　阴虚质人群，或肺燥干咳、胃热口干多饮、热病伤阴、咽干口渴、气阴两虚等人
　　　群的调养，以及秋季亚健康人群的日常养护。

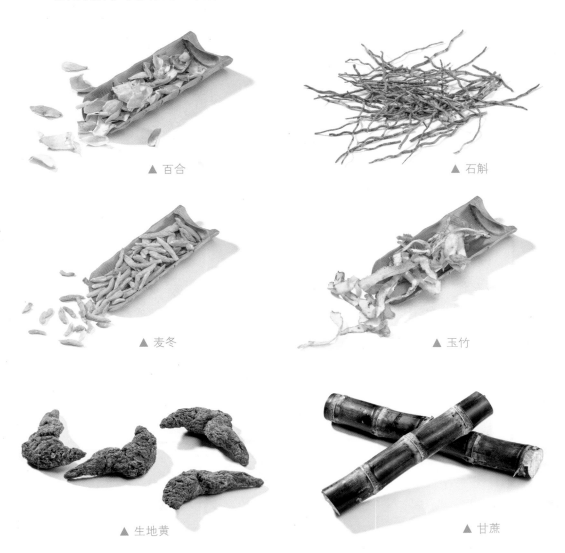

▲ 百合　　　　　　　　　　　　　　　　　▲ 石斛

▲ 麦冬　　　　　　　　　　　　　　　　　▲ 玉竹

▲ 生地黄　　　　　　　　　　　　　　　　▲ 甘蔗

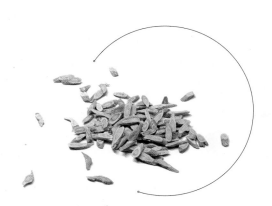